Rosen-Methode Movement

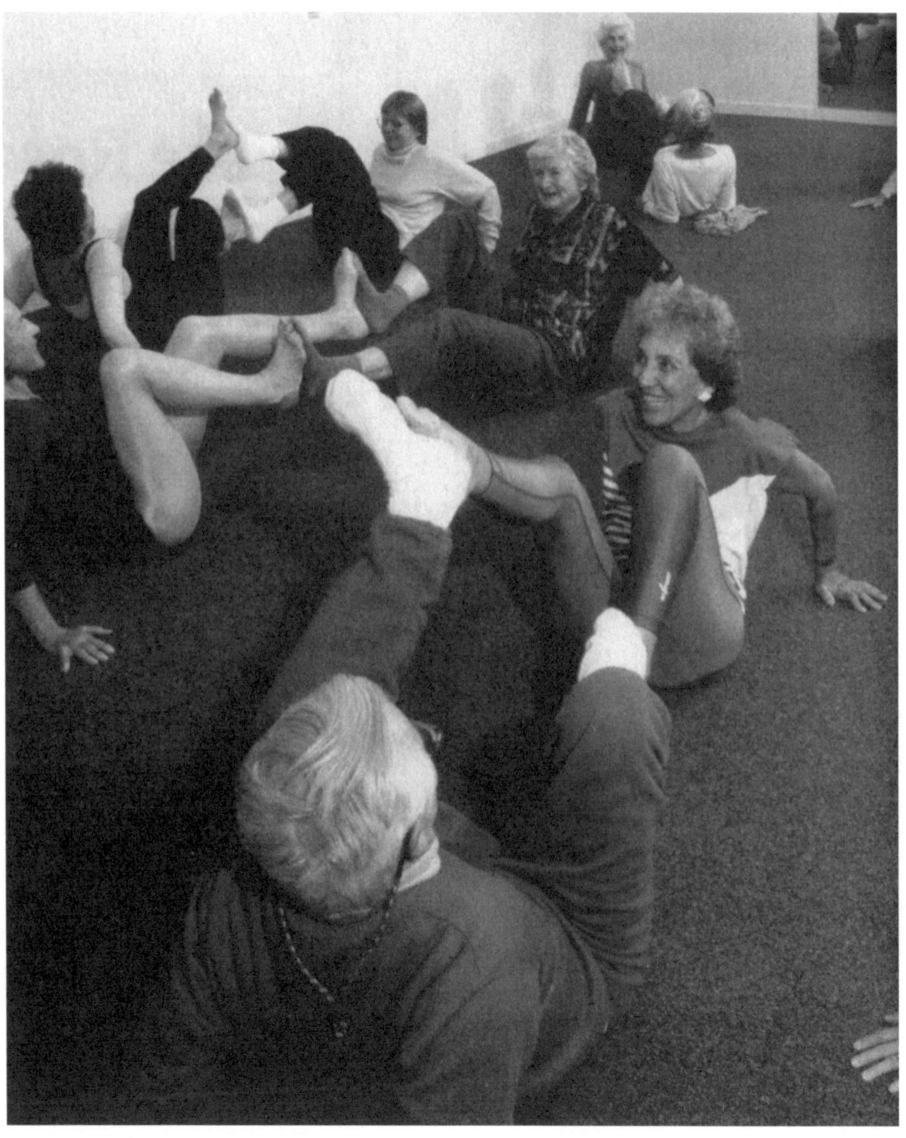

Rosen-Methode

Movement

Marion Rosen und Susan Brenner

Illustrationen von Jane Strong

Fotos von Paul Johnson

Erläuterungen:

Der Einfachheit halber wurden die Begriffe „die Lehrerin/die Praktizierende“ und „der Teilnehmer/Kursteilnehmer/Klient“ verwendet. Das bedeutet nicht, dass alle Lehrerinnen Frauen und alle Teilnehmer/Klienten Männer sind.

Hinweis:

Die in diesem Buch vorgestellten Übungen sind vielfach erprobt und bewährt. Für eventuelle Schäden oder Nachteile die aus diesen Übungen resultieren kann jedoch keine Haftung übernommen werden.

Umschlagbild: Dorothea Knoop

2. Auflage 2010

Herstellung und Verlag: Books on Demand GmbH, Norderstedt

Satz und Layout: Horst Maisel, München

ISBN: 978-3-8391-6480-8

Danksagung

Mein Dank gilt den langjährigen Freundinnen und Freunden des Deutschen Zentrums Rosen-Methode, die durch ihre Unterstützung die Übersetzung und das Erscheinen dieses Buches möglich gemacht haben.

Juliane Maria Knoop

Inhalt

Marion Rosen

Marion Rosen ist Physiotherapeutin. Sie wurde 1914 in Deutschland geboren. 1938 emigrierte sie über Schweden in die USA. Während sie in Schweden auf ihr Visum für die Vereinigten Staaten wartete, verbrachte sie viele Stunden damit, Tanzkurse zu beobachten. Erst viel später wurde ihr bewusst, dass sie durch die Beobachtung der TänzerInnen gelernt hatte, wie ein Körper sich bewegt, wie sich eine normale freie Bewegung von einer gehemmten Bewegung unterscheidet. Sie liebte es, den freien Bewegungen zuzuschauen.

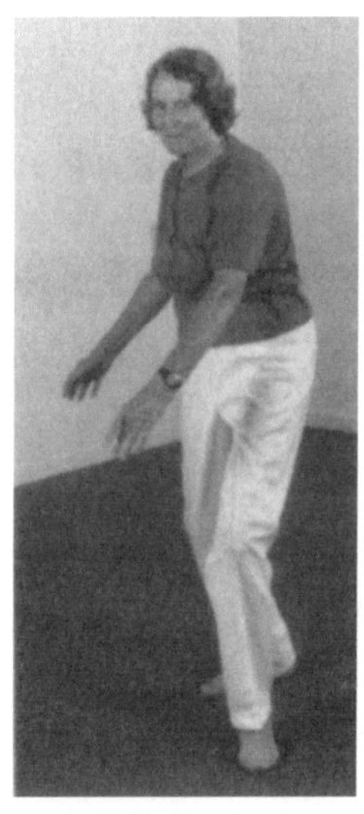

Als Marion sieben Jahre alt war, besuchte sie einen Bewegungskurs bei einer örtlichen Tanzlehrerin. Diese Stunden waren für sie damals der Höhepunkt der Woche. „Es war eines der schönsten Dinge für mich in diese Kurse zu gehen, weil die Lehrerin behutsam anfing uns anzuleiten und es immer gute Musik dazu gab. Wir hatten einen Pianisten, der uns begleitete und unseren Bewegungen folgte, während wir tanzten. Es war eine durch und durch befriedigende Erfahrung, nicht nur für uns Kinder, sondern wirklich für jeden, der daran teilnahm."

Beim Turnunterricht in der Schule hingegen erlebte Marion sehr strikte Bewegungsabläufe. Sie hasste diesen Unterricht, da in ihm das Halten bestimmter Stellungen verlangt wurde. Sie konnte auch keine sichtbaren Veränderungen bei sich und den anderen Schülerinnen feststellen. Sie begann zu begreifen was wirksam ist und was nicht.

Zwischen 1936 und 1938 lernte Marion Rosen bei Lucy Heyer, einer Schülerin von Elsa Gindler, der „Großmutter" der heutigen Atem- und Entspannungstechniken. Die Arbeit von Lucy Heyer war beeinflusst von Mary Wigmans Tanz, sowie von Hinrich Medau, dem Schöpfer einer Bewegungsschule, die Medizinbälle verwendete als auch von Rudolf Laban, dem Begründer des Labanschen Ausdruckstanzes.

Lucy Heyer war eine Schülerin C. G. Jungs und arbeitete mit einer Form von Atem-Massage. Hierdurch bekamen die Patienten einen leichteren Zugang zu ihren Gefühlen. Parallel dazu wurden dieselben Patienten von ihrem Mann, Dr. Gustav Heyer, psychoanalytisch nach der Methode C.G. Jungs behandelt. Marion Rosens Bewegungs-und Atemarbeit ist maßgeblich von der Arbeit Lucy und Gustav Heyers sowie des dazugehörenden psychotherapeutischen Kreises beeinflusst.

1938 praktizierte Marion gemeinsam mit ihrem Bruder auf der psychotherapeutischen Station der Tavistock Klinik in England. Sie behandelte die Patienten mit Massage, Atem- und Körperarbeit. Die Ergebnisse waren ausgezeichnet. Viele Patienten verloren ihre Symptome.

Nach ihrer Ausbildung zur Physiotherapeutin in Schweden in den 40er Jahren, wiederholte Marion Rosen ihre Ausbildung an der Mayo Klinik in den Vereinigten Staaten. Danach zog sie nach Oakland, Kalifornien, und eröffnete dort eine private Praxis. Eines Tages wurde sie gefragt, was man tun könne, um Schmerzen und Beschwerden zu verhindern und zu vermeiden, sich physiotherapeutisch behandeln zu lassen. Diese Frage regte Marion Rosen an. Sie dachte an all die Übungen, die sie ihren Patienten empfohlen hatte, weil sie steif wurden, weil sie Schmerzen hatten oder weil sie sich nicht mehr gut bewegen konnten. Dann, im Jahre 1956, organisierte sie einen Kurs, in dem sie diese Übungen als Vorsorge gegen den Verlust von Beweglichkeit lehrte.

Marion Rosen regte die Teilnehmer dazu an, ihre Atmung bei den Bewegungen zu beobachten. Sie zeigte nicht nur einfache Bewegungen, sondern auch Bewegungsfolgen. Sie ermunterte ihre Patienten dazu an diesen Kursen teilzunehmen, um auf diese Weise erneute Verletzungen zu vermeiden und geschmeidig zu bleiben. Die Musik und die Rhythmen unterstützten die Bewegungen. Marion beobachtete wie die Musik die Menschen animierte sich zu bewegen – wie heilsam Rhythmus und Musik wirkten. Im Laufe der Jahre bemerkte sie, wie die Menschen sich – nun älter geworden – immer besser und leichter bewegen konnten. Einige ihrer Teilnehmer sind inzwischen über 80 Jahre alt. Sie nehmen einmal in der Woche am Rosen-Movement teil und führen ein aktives Leben.

Einleitung

Das Rosen-Movement besteht aus einfachen, leicht auszuführenden Übungen, die den ganzen Körper ansprechen. Die Bewegungen führen nicht nur zu mehr körperlicher Leichtigkeit und Beweglichkeit, sondern auch zu größerem geistigen und seelischen Wohlbefinden. Diese Arbeit ist mehr ein „work in“ als ein „work out“. Im Rosen-Movement können wir den Einfluss der Bewegungen im Körper wahrnehmen und nachspüren. Menschen, die diese Kurse besuchen, beginnen innerlich mehr zu fühlen.

Am Ende der Kursstunde fühlen sich die Teilnehmer in der Regel froh und motiviert; sie bewegen sich leicht und ungezwungen und reden miteinander. Oft sagen sie: „Ich fühle mich jetzt so gut!“ Und darum geht es. Ein Teilnehmer sagte einmal: „Ich genieße Ihre Übungen, weil sie eine physiologische Veränderung bei mir bewirken.“ Und das ist tatsächlich so. Rosen-Movement basiert auf einer gründlichen Kenntnis der Anatomie des menschlichen Bewegungsapparats. Wir möchten unseren Kursteilnehmern vermitteln, wie man sich durch Bewegungen dieser Art frei und leicht fühlen kann.

Kapitel 1

Theorie der Rosen-Methode: Bewegung und Körperarbeit

Die Rosen-Methode hat die Entspannung des Körpers zum Ziel. Sie ermöglicht Verspannungen im Körper loszulassen. Entspannung ist ein Tor zum Bewusstsein.

Wenn wir nicht entspannt sind, ziehen wir bestimmte Bereiche des Körpers zusammen. Es ist, als hätten die Muskeln vergessen sich zu entspannen. Wenn ein Muskel arbeitet/anspannt wird er kürzer; wenn er nicht arbeitet/entspannt, verlängert er sich. Für das Funktionieren des Körpers ist es ein großer Unterschied, ob ein Muskel zusammengezogen oder entspannt ist. Wenn sich alle Muskeln gleichzeitig anspannen, zieht sich der ganze Körper zusammen. Wir werden kleiner. Wenn sich Muskeln von einer Seite zur anderen Seite zusammenziehen, werden wir schmaler.

Wenn Muskeln loslassen und entspannen entsteht mehr Raum. Eine der Grundvoraussetzungen für Gesundheit ist, dass wir den Raum einnehmen, den wir brauchen. Erst dann können alle Organe ungehindert arbeiten. Viele Menschen sind jedoch in ihrem physischen, emotionalen und geistigen Raum eingeengt. Z.B. kann ihr Zwerchfell nicht so frei schwingen, wie es schwingen könnte. Das behindert die Atmung. Ist das Zwerchfell dagegen entspannt, vertieft sich die Atmung. Der Körper bekommt genügend Sauerstoff.

Die Atmung hat großen Einfluss auf die Tätigkeit des Herzens. Seine Aufgabe ist es, Sauerstoff im Körper zu verteilen. Wird zu wenig Sauerstoff aufgenommen, so muss das Herz schneller schlagen. Je mehr Sauerstoff pro Atemzug eingeatmet wird, desto leichter wird die Arbeit für das Herz. Da das Zwerchfell auf- und abschwingt, werden alle Organe unterhalb des Zwerchfells unaufhörlich durch dessen Bewegungen massiert.

Viele Menschen kommen zur Rosen-Methode - sowohl zum Rosen-Movement als auch zur Körperarbeit – wegen physischer Beschwerden.

Manche sind zufrieden, wenn sie wieder schmerzfrei sind. Andere wollen erfahren, wie sie sich vor erneuten Schmerzen bewahren können.

Gewohnheitsmuster

Unser Leben lang - vom Säuglings- bis zum Erwachsenenalter - werden wir von unseren Lebenserfahrungen beeinflusst. Sie prägen unsere Verhaltensweisen. Unsere Erfahrungen und unsere emotionalen Antworten auf diese Erfahrungen führen zu physischen Gewohnheitsmustern, die allmählich zu Anspannungsmustern werden können.

Erfahrungen, die zu einer bestimmten Zeit nicht bewältigt werden können, werden verdrängt und im Körper gespeichert. Der physische als auch der emotionale Zustand jener Zeit bleibt bestehen. In unserem physischen Körper sind es die Ermahnungen unserer Eltern: „Reiß dich zusammen! Mach kein Aufhebens!“ oder „Schrei nicht! Sei still! Halt den Schnabel!“ noch vorhanden. So lernen wir unsere gesunden Impulse zu verdrängen. Wir spannen die Muskeln an, die unser Schreien zurückhalten. Die Anspannung verhindert unseren authentischen Ausdruck. Ein Gewohnheitsmuster entsteht. Die Ursache, die zu seiner Entstehung geführt hat, ist längst vergessen. Das bei der Verdrängung Gespürte ist verschwunden. Es ist im Körper gespeichert. Wir nehmen zur Kenntnis, dass wir so sind wie wir sind und führen unser Verhalten nicht auf das Geschehen in der Vergangenheit zurück. Es hat sich als Reaktion auf ein Trauma entwickelt und wurde zum Überlebensmechanismus.

Menschen werden ihr Leben lang durch Ereignisse berührt oder erschüttert. Diese hinterlassen emotionale und physische Narben und Veränderungen.

Rosen-Movement und Rosen-Methode Körperarbeit spricht die Bereiche im Körper an, die durch Ereignisse betäubt oder eingefroren scheinen. Durch Berührung und Bewegung findet das im Körper Gefangengehaltene seinen Ausdruck (Schmerz, Schwermut, Trauer, Wut, was immer auch unterdrückt wurde).

Vielleicht ist der größte Nutzen der Rosen-Arbeit - mag es Movement oder Körperarbeit sein - ihre Fähigkeit, Menschen zu dem Punkt zu bringen, an dem sie eine Wahl haben: sich so oder so zu äußern, so oder so zu sehen, sich zu bewegen, anders mit einer Situation umzugehen.

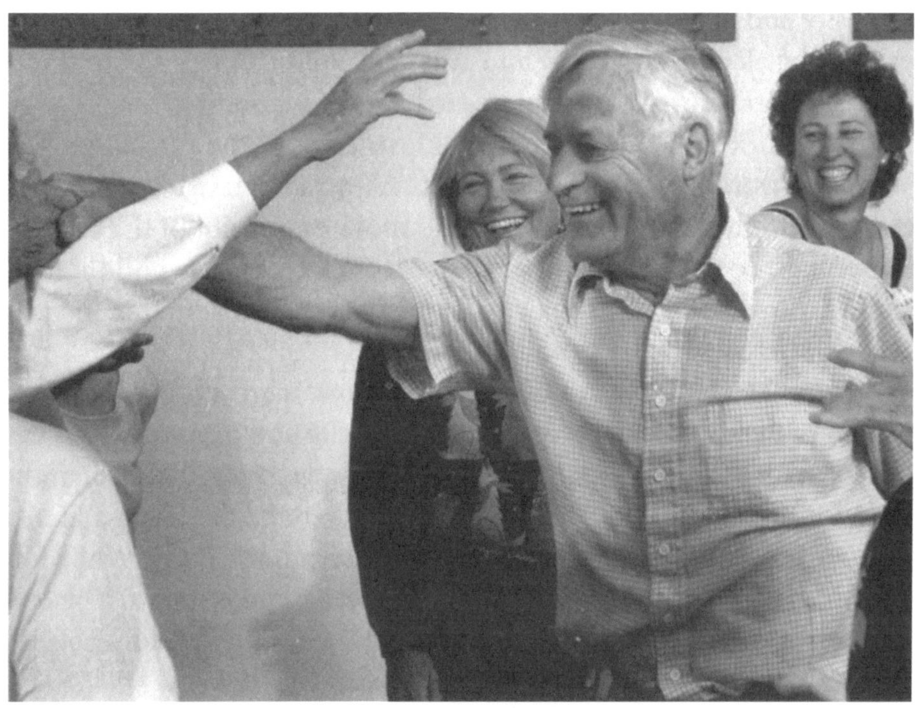

Das ist die Essenz der Arbeit. Die Übungen der Movement-Lehrerin und die Hände der Praktizierenden helfen dem Klienten Verspannungen loszulassen und bringen den Körper in einen Zustand, der Entwicklung und Beweglichkeit erlaubt. Kursteilnehmer oder Klienten können herausfinden, wo ihr Potenzial liegt und wer sie wirklich sind. Hierdurch wird Selbstannahme möglich.

Beziehung zwischen Bewegung und Körperarbeit

Bewegung öffnet die Menschen und erleichtert die Körperarbeit. Wenn wir uns während einer Bewegung entspannen, geschieht dies ohne Anstrengung. Jede Bewegung kommt aus unserer Mitte. Auf diese Weise schließt jede Bewegung den ganzen Körper mit ein. Manchmal tauchen unterdrückte Gefühle auf. Die durch die Movement-Kurse erlangte Offenheit ist unterstützend für die Körperarbeit. Wir benutzen die Freiheit unseres Körpers bei allem was wir tun, ganz gleich ob wir nach etwas greifen oder zum Beispiel den Fußboden kehren. Wir machen unser tägliches Leben zu einem Tanz. Wir lehren körperliches Bewusstsein, das den Körper durch die Bewegung neu formt. Der Atem ist ein Anzeiger unserer Befindlichkeit. Wenn er frei fließt, fühlen wir uns wach und lebendig.

Was ist Rosen-Movement?

Im Rosen-Movement geschieht Heilung durch wieder gewonnene Beweglichkeit. Der ganze Körper beginnt sich auf eine Weise zu bewegen, die an die Freiheit der frühen Kindheit erinnert. Bereiche, die lange eingefroren und unbewusst waren, können sich entspannen. Nur dadurch, dass keine Notwendigkeit mehr besteht, sie festzuhalten, können sie wieder bewegt werden.

Begünstigt wird dieses Geschehen durch anmutige und lebendige Bewegungen der Lehrerin. Sie wird somit zur Vorreiterin/Forscherin, die die Neugierde und Freude an den neuen Entdeckungen ihrer Teilnehmer unterstützt. Sie beobachtet feine Unterschiede und bestätigt die Fortschritte zu einer immer vollständigeren Beweglichkeit und Körperfunktion.

Die Übungen sind so ausgewählt, dass die Gelenke mit der Zeit ihren Bewegungsspielraum ganz ausschöpfen können. In jeder Kursstunde sollten alle Gelenke des Körpers bewegt und die Muskeln um die Gelenke herum gelockert werden. Die Hilfsmittel dazu sind klare Anweisungen, einfache Bewegungen und passende Musik. Die Bewegungen umfassen Schwünge, Sprünge, Dehnungen und Drehungen.

Im Mittelpunkt des Rosen-Movements steht der Atem. Die Aufwärmphase zu Beginn der Kursstunde lockert und dehnt nicht nur die Muskeln, sondern aktiviert auch das Zwerchfell, so dass der Brustraum weiter wird und der Atem sich ausdehnen kann. Langsame Bewegungen folgen dem sich im Körper ausbreitenden Atem; die Bewegungen werden fließender.

Ziel und Sinn des Rosen-Movements ist es:

- die Gelenke so zu bewegen, dass ein größerer Bewegungsspielraum möglich wird;
- die Produktion der Gelenkflüssigkeit anzuregen. Diese ist notwendig, damit sich die Gelenke leicht und schmerzfrei bewegen können;
- die Brust und den Brustkorb zu dehnen, damit das Atemvolumen größer werden und das Zwerchfell sich entspannen kann;
- die Muskeln zu dehnen, damit Haltungssmuster sich verändern können und mehr Raum für die Atmung geschaffen wird;
- sich auf Entspannung zu konzentrieren und unnötige Anstrengung zu vermeiden;
- den Körper zu reorganisieren, ohne ihn zu verletzen;
- den Körper auf anstrengendere Bewegungen vorzubereiten;
- die Teilnehmer dazu anzuleiten, sich leicht zu bewegen;
- die Bewegungen so auszuführen, dass steife oder blockierte Stellen erreicht werden können;
- das Bewusstsein für Zusammenhänge zwischen den Körperbereichen zu vergrößern;
- Bewegungen mit Heiterkeit und Leichtigkeit auf neue Weise zu ermöglichen;
- Freude zu empfinden in der Wiederholung und der Einfachheit der Bewegung;
- Pausen zu machen, damit die Teilnehmer Atem und Gefühle wahrnehmen können;
- das Loslassen zu lernen - nicht das Zurückhalten oder das sich in Acht nehmen - um den Körper in einer freieren, weniger gehemmten Weise zu bewegen;
- den Sinn für Gleichgewicht und Rhythmus zu vergrößern;
- Funktion und Beweglichkeit des Körpers auch im Alter aufrechtzuerhalten;
- vorbeugend der Gesundheit zu dienen;
- die Teilnehmer zu lehren, dass ihre Beengtheit sie nicht festlegen muss, dass der Körper in der Lage ist, Einschränkungen wieder aufzugeben.

Grundlagen der Arbeit

Rosen-Movement umfasst ein System von Bewegungs- und Dehnübungen. Diese sind so ausgewählt, dass sie die Gelenke geschmeidig machen, den Brustkorb weiten und das Zwerchfell entspannen.

Um die Freude der Teilnehmer an den Bewegungen zu fördern, begann ich, die von mir kreierten Bewegungen und die Folge meiner Anweisungen zu variieren. Das Wissen um die anatomischen Zusammenhänge macht es möglich, die Bewegungen so anzuleiten, dass unbewegliche oder wenig bewegliche Teile des Körpers wieder beweglich werden.

Das Rosen-Movement berücksichtigt bei den Übungen die jeweilige individuelle Körperstruktur der Teilnehmer. Die Übungen werden so ausgeführt, dass die Bewegungen der Gelenke in vollem Umfang gefördert werden.

Die Muskeln sind die Akteure, die die Gelenke, an denen die Knochen zusammenkommen, bewegen. Wenn die Muskeln wieder lernen sich zu entspannen und anzuspannen kommen sie in ihren optimalen Zustand. Da wir unsere Muskeln die meiste Zeit unwillkürlich anspannen, umfasst ein großer Teil des Rosen-Movements Entspannungsübungen. Um den Nutzen einer Übung ganz auszukosten, müssen wir zunächst entspannen um dann wieder anzuspannen. Wenn der Körper das gelernt hat, wird er fortfahren dies zu tun. Wir arbeiten im Rosen-Movement mit Schwung und Dehnung um die Gelenke spielerisch zu bewegen und um die Körperfunktionen zu verbessern.

Das Übungsprogramm beginnt mit einfachen Bewegungen (die Arme nach oben und unten; nach vorne und zurück) und geht weiter mit Kombinationen dieser einfachen Bewegungen. Wenn die Teilnehmer damit vertraut sind, können sie zu komplizierteren Bewegungsfolgen übergehen. Das Tempo der Übungen ist am Anfang langsam und wird mit wachsender Routine schneller. Es gibt einen andauernden Fluss der Bewegungen, bei keiner Bewegung wird zu lange verweilt, d.h., Bewegungen werden nur so lange gemacht, wie sie angenehm sind.

Es ist wichtig, dass die Bewegungen mit Freude gemacht werden, ohne dass Langeweile oder Überdruss entsteht.

Die Wechselwirkung zwischen den Teilnehmern und der Lehrerin ist ein integraler Bestandteil der Arbeit. Gerne können die Leute miteinander sprechen - es sei denn, es ist zu laut und die Lehrerin kann ihre eigenen Worte nicht mehr verstehen. Häufig wird im Unterricht gelacht und das ist eine Bestätigung dafür, dass die Teilnehmer wirklich anfangen loszulassen.

Die Musik ist ein wesentlicher Teil des Unterrichts. Ihre Auswahl spielt eine große Rolle. Nach persönlichem Geschmack der Lehrerin werden unterschiedliche Musikstücke verwendet. Verschiedene Rhythmen für dieselben einfachen Bewegungen erzeugen eine völlig andere Art der Bewegung. Der Impuls sich zu bewegen wird durch die Musik angeregt und unterstützt. Deshalb ist es notwendig die Musik im voraus zu planen. Es sollte immer eine Musik sein, die uns auch selbst anspricht.

Während der Kursstunde richtet die Lehrerin den Schwerpunkt ihrer Aufmerksamkeit auf die Bewegungen der Teilnehmer. Mir ist es wichtig, dass die Teilnehmer wissen, sie werden während der Kursstunden gesehen. Wir kritisieren nicht, aber wir leiten sie dazu an, ihre Bewegungen so auszuführen, dass sie einen optimalen Nutzen davon haben.

Zwischen den einzelnen Übungen gibt es kleine Pausen. Wenn die Leute zu schnell von einer Bewegung zur anderen wechseln, halten sie ihren Atem an. Wenn alle Teilnehmer bereit sind, wird die neue Übung gemeinsam begonnen. Pausen entstehen auch, wenn wir die Musik wechseln. Für das Ende des Unterrichts planen wir Bewegungen, die einem Tanz ähneln, so dass die Teilnehmer ihre Entspanntheit genießen, sich frei bewegen und den Raum mit ihrem ganzen Körper nutzen können.

Die Übungen auf dem Boden sind in erster Linie für die Wirbelsäule gedacht. Die Wirbelsäule erfordert ebenso wie andere Gelenke, eine Reihe von kleinen Bewegungen. Zusammen bilden sie größere Bewegungen, die nach und nach, wenn der Körper dazu bereit ist, das Bewegungspotenzial der Wirbelsäule voll ausschöpfen.

Konzept jedes Rosen-Movement Kurses

Anregung der Produktion der Gelenkflüssigkeit
Dehnung des Brustkorbes und der Rippen
Entspannung des Zwerchfells
Dehnung und Entspannung der Muskeln
Allgemeine Entspannung
Reorganisation der Körperform
Vorbereitung des Körpers für anstrengendere Bewegungen

Anregung der Produktion der Gelenkflüssigkeit

Wenn die Gelenke nicht täglich bewegt werden, vermindert sich die Produktion der Gelenkflüssigkeit; die Gelenke werden nicht wie erforderlich „geschmiert". Wenn wir uns nicht bewegen, z.B. weil wir uns nicht bewegen dürfen, spannen wir Muskeln an. Diese Anspannung von Muskeln um ein Gelenk geschieht unbewusst; sie verhindert die Bewegung des Gelenkes. Es ist außerordentlich schwierig ein Gelenk, das längere Zeit untätig gewesen ist, wieder zu bewegen. Das kann ein sehr schmerzhafter Prozess sein. Bewegung stimuliert die Produktion der synovialen Flüssigkeit in den Gelenken. Wenn jemand sagt, dass seine Gelenke „krachen", ist das ein Zeichen dafür, dass sie beginnen, sich wieder zu bewegen.

Jede Kursstunde umfasst Bewegungen für die großen Gelenke. Jedes Körperglied wird durch die Übungen vom Körper weg bewegt und dann wieder zum Körper herangezogen. Alle Teile werden nach innen und außen gedreht sowie gebeugt und gedehnt. Die Teilnehmer erfahren alle Bewegungsmöglichkeiten ihres Körpers.

Jedes Gelenk braucht Raum. Damit es sich bewegen kann, braucht es Raum zwischen den Knochen. Verspannte Muskeln um das Gelenk herum vermindern diesen Raum. Die Knochen reiben aneinander. Wenn sich aber die Muskeln um die Gelenke entspannen und dehnen, entsteht erneut Spielraum. Die synoviale Flüssigkeit wird wieder erzeugt und das Gelenk lässt sich in einer gesunden, nicht schmerzhaften Weise bewegen.

Dehnung des Brustkorbes und der Rippen

Es ist sehr wichtig, dem Brustkorb die für ihn notwendige Ausdehnung zu gewähren und dem Zwerchfell zu ermöglichen zu schwingen. Der Atem kommt und geht, wenn man ihn nicht zurückhält. Die Übungen können diesen Raum schaffen. Schulterbewegungen und Dehnübungen werden zu Beginn jeder Kursstunde gemacht. Jede Bewegung, an der die Schultern beteiligt sind, bewegt auch den Brustkorb und dehnt den Raum für das Zwerchfell. Menschen mit festgehaltenen Schultern sind in der Bewegung ihrer Arme eingeschränkt. Diese Einschränkungen können vermindert werden, wenn die Stelle bewegt wird, an der das Zwerchfell am Brustbein befestigt ist. Jede Armbewegung weitet und löst die Brust; sie liefert Sauerstoff, die Energie für alle Bewegungen. Außer Atem zu sein, ist nichts anderes, als zu wenig Sauerstoff zu haben. Je mehr Luft und damit Sauerstoff der Körper aufnehmen kann, desto besser können wir uns bewegen. Deshalb ist es wichtig, am Anfang Übungen zu machen, die das Zwerchfell aktivieren und das Einatmen erleichtern.

Das Herz befördert die Sauerstoffmenge, die für jede Bewegung erforderlich ist. Wenn zu wenig Sauerstoff vom Körper aufgenommen wird, muss das Herz mehr arbeiten. Es schlägt schneller. Wenn jedoch genügend Sauerstoff für alle Bewegungen in der Lunge ist, ist es leichter für das Herz den Sauerstoff im Körper zu verteilen. Der Brustkorb wird geweitet, der Atem kann fließen. Das Herz wird nicht strapaziert, wenn genug Luft durch den Brustkorb aufgenommen wird.

Der Brustkorb kann jedoch seine Dehnung nicht aufrecht erhalten, wenn er keine richtige Unterstützung durch das Becken hat. Deshalb ist eine entspannte Haltung des Beckens so wichtig. Das Becken kann sich zusammen mit den Beinen bewegen und gleichzeitig den Oberkörper unterstützen, wenn es nicht festgehalten wird.

Da die Blutgefäße sowohl durch die Muskeln als auch durch das Zwerchfell aktiviert werden, wird die Blutzirkulation erhöht. Das Zwerchfell und auch die Muskulatur müssen gegen die Schwerkraft arbeiten um das Blut zum Herzen zurückzubringen.

Entspannung des Zwerchfells

Das Zwerchfell ist der einzige Muskel, der fähig ist, in drei Dimensionen zu arbeiten. Er bewegt sich von oben nach unten, zwischen Brust und Rücken und von Seite zu Seite.

Atmung und Bewegung eines Menschen bedingen sich gegenseitig. Unsere Körperhaltung ist ein Spiegel unseres Gefühlslebens. Wir haben verschiedene Arten uns zu schützen. Wir ziehen ein, unterdrücken oder halten zurück. Dazu benutzen wir unsere Muskeln.

Einer der interessantesten Aspekte des Zwerchfells ist seine Verbindung zum Nervensystem; es bildet eine Brücke zwischen dem unwillkürlichen und dem willkürlichen Nervensystem - dem Unbewussten und dem Bewussten. Es ist wie ein Barometer, das die jeweilige Stimmungslage einer Person widerspiegelt. Im Zwerchfell, mehr als irgendwo sonst im Körper, haben unsere Emotionen ihren Sitz.

Die Bewegung des Zwerchfells ist auch für den Kreislauf von Bedeutung. Durch die Atmung beeinflusst es alle Organe des Körpers und ermöglicht mit jedem Atemzug Sauerstoff in den Brustkorb zu bringen.

Um den Atem in seiner Fülle erleben zu können, muss das Zwerchfell entspannt sein. Dies zu erreichen scheint eine der größten Schwierigkeiten zu sein. Wenn das Festhalten einer Haltung aufgegeben wird, fließt der Atem ganz natürlich in den Körper. Säuglinge können es, Tiere auch, aber für uns scheint es eine äußerst schwierige Aufgabe zu sein, das Zwerchfell sich völlig entspannen zu lassen. Wenn das gelingt, funktioniert der Körper am besten.

Dehnung und Entspannung der Muskeln

Ein Muskel hat zwei Möglichkeiten: Er kann sich zusammenzuziehen und sich entspannen. Um uns zu bewegen, müssen wir uns entspannen können. Die volle Bewegungsfähigkeit haben wir, wenn wir jede Art des Festhaltens im Muskel aufgeben können.

Die Bewegung der Gelenke steht an erster Stelle, aber das Dehnen des Brustkorb ist ebenso wichtig. Mit „geschmierten“ Gelenken und gedehntem Brustkorb ist jede Bewegung möglich.

Dehn-, Sprung- und Schwungbewegungen erlauben es den Muskelfasern, sich zu verlängern. Bewegen mit Leichtigkeit heißt, die Barrieren zu beseitigen, die wir gegen die Bewegung errichtet haben. Wenn der Muskel verspannt ist, kann er sich nicht zusammenziehen und eine Bewegung ausführen. Ist er entspannt, so kann sich Kraft entfalten. Wir müssen den Körper in einen Zustand des Nichttuns versetzen, um die Kraft und Fähigkeit eine Handlung auszuführen verfügbar zu haben.

Verspannte Muskeln nehmen weniger Raum ein als entspannte Muskeln. Voraussetzung für jede Entwicklung ist es jedoch, den verkleinerten Raum aufzugeben. Sobald wir den Raum einnehmen, der uns zur Verfügung steht, geschieht Entfaltung sowohl auf der physischen als auch auf der emotionalen Ebene.

Verspannung definieren wir so: Ein Muskel hat sich zusammengezogen und hat vergessen wieder loszulassen. Leben ist ein dauernder Kreislauf von Zusammenziehen und Loslassen. Wenn wir z.B. körperlich arbeiten, spannen wir die Muskeln an: D.h., aus einer Entspannungslage gehen die Muskeln in eine Anspannungshaltung um die notwendige Kraft aufzubringen. Wenn ein Muskel aber verspannt ist, ist er bereits in Anspannungshaltung. Er kann nicht mehr die volle Leistung erbringen, weil er ja bereits Arbeit leistet. Es ist ein Ort des Nichttuns, von wo wir anfangen können, etwas zu tun und von unserer Kraft Gebrauch machen können. Entspannung ist die Vorbereitung; sie macht den Körper bereit und fähig, in einen Zustand des Tuns einzutreten.

Allgemeine Entspannung

Um eine Muskelverspannung aufrecht zu erhalten, wird viel Energie benötigt. Lebensenergie, die für kreative Aktivitäten frei sein könnte, wird für das Aufrechterhalten dieses Zusammenziehens verwendet, wenngleich uns das häufig nicht bewusst ist. Verspannung ist eine Barriere. Für Bewegungen ist Anspannung erforderlich; wenn jedoch die Anspannung gehalten wird, wenn sie nicht mehr gebraucht wird, wird dies zu einem Hindernis für Bewegungen. Das Festhalten verbraucht sehr viel Energie, wir sind müde, ohne etwas getan zu haben. So brauchen wir viel mehr Energie, um unsere Absichten zu verwirklichen. Wenn wir Verspannungen aufgeben, finden physisch große Veränderungen statt.

Körperliche Verspannungen, sind für das Leben nicht förderlich. Unsere Kraft ist für uns nur dann verfügbar, wenn wir uns nicht schützen müssen. Dann sind wir frei uns zu bewegen. Diese Freiheit gibt uns eine große Kraft.

Reorganisation der Körperform

Unsere Übungen schaffen einen „bewussten" Körper, der sich freier bewegen und flexibler reagieren kann. Eine der schönsten Folgen für die Teilnehmer des Rosen-Movements ist die Entwicklung eines neuromuskulären Bewusstseins. Wenn dieses Bewusstsein erreicht wird, verlassen die Teilnehmer den Unterricht mit einer anderen Haltung zum Leben. Dieses Bewusstsein ist psychisch, physisch und emotional. Es klärt das Selbstbild. Eine natürliche Folge ist die Zunahme von Aktivitäten und Minderung von Krankheiten. Das durch die Übungen entwickelte Bewusstsein bleibt am besten erhalten, wenn wöchentlich geübt wird.

Sich gesund zu fühlen ist eine der wichtigsten Bedingungen für ein aktives Leben. Wenn Menschen sich nicht gut fühlen, ist es schwer, Begeisterung für das Leben zu empfinden.

Vorbereitung des Körpers für anstrengendere Bewegungen

Wir wollen, dass die Menschen die unterschiedlichen Möglichkeiten fühlen, die ihnen ihr Körper erlaubt. Wir freuen uns, wenn den Teilnehmern klar wird, dass es auf Bewegungen ankommt, die mit ihrem Alltag verbunden sind. Die Bewegungen des Rosen-Movements reorganisieren die Haltung und vergrößern die Leistungsfähigkeit des Körpers.

Rosen-Movement ist ein Prozess des Lernens und des Erkennens. Es erlaubt den Menschen ihre Bewegungen auch in ihrem Inneren wahrzunehmen. Am Ende einer Kursstunde fühlen sich die Menschen in der Regel voller Energie und sind bereit zu tanzen.

Kapitel 2

Die Kursstunde

Die Teilnehmer tragen bequeme lockere Kleidung. Der Raum sollte so groß sein, damit jeder Einzelne genug Platz hat sich zu bewegen. Er ist vorzugsweise mit Teppichboden ausgelegt, angenehm temperiert und gut belüftet. Die Kursstunde dauert 50 - 60 Minuten und findet wöchentlich zu einem festen Termin statt.

Wir beginnen mit Schulter- und Brustübungen, um mehr Raum für den Atem zu schaffen. Dann machen wir Dehnungen, damit die Muskeln ihre volle Länge bekommen und dadurch fähig werden sich wieder zusammenzuziehen. Anschließend gehen wir über zu den Bewegungen im Kreis, die hauptsächlich für den unteren Teil des Körpers gedacht sind. Wir lösen die Hüftgelenke und bewegen Beine und Füße auf die verschiedenste Weise. So vorbereitet, beginnen wir uns weiter zu bewegen: Wir machen Schritte, schwingen mit den Armen, vollführen Drehungen. Dabei kombinieren wir die grundlegenden Bewegungen zu Tanzbewegungen. Diese einfachen Übungen in ihren vielen Variationen geben uns Freude. Danach legen wir uns auf den Boden, beobachten den Atem und beginnen mit Bewegungen, die zur vollen Flexibilität der Wirbelsäule führen sollen. Auf dem Fußboden machen wir auch Partnerarbeit. Wir liegen auf dem Rücken, auf dem Bauch oder auf der Seite. Die Bewegungen sind langsam, manchmal auch schneller. Die langsamen Übungen sollen uns helfen, uns unseres inneren Zustandes gewahr zu werden. Die schnelleren Bewegungen geben uns ein Gefühl von Spaß und Heiterkeit.

Das Aufwärmen

Das Ziel des Aufwärmens, dem ersten Teil der Kursstunde, ist es, uns mit dem für die Bewegungen notwendigen Sauerstoff zu versorgen. Brust- und Schulterbewegungen weiten den Brustraum. Am Anfang bewegen wir den oberen Körper, dehnen die Arme und Schultern. Mit gedehnter Brust kann man sich bewegen, ohne müde zu werden oder außer Atem zu kommen. Dies ist das Geheimnis der Menschen, die sich noch mit siebzig oder achtzig Jahren kraftvoll bewegen können - sie haben den Sauerstoff, den sie für die Bewegung brauchen. Wenn sie sich dehnen und bewegen, gibt es keinen Widerstand. Ihre Herzfrequenz pendelt sich nach den Übungen schneller wieder ein. Die Aufwärmphase zu Beginn ist sehr wichtig. Teilnehmer, die zu spät in die Kursstunde kommen, bekommen den Nutzen der Übungen nicht vollständig mit.

Im Kreis

Wir bilden einen Kreis und beginnen Beine und Becken in alle Richtungen zu bewegen. Dabei konzentrieren wir uns besonders auf die Hüftgelenke; dies schließt die Beziehung zwischen Beinen und Becken ein. Wenn wir uns an den Händen halten, stellen wir untereinander Kontakt her und erfahren körperliche Unterstützung und Stabilität. Es ist viel leichter sich zu bewegen, wenn man unterstützt wird. Die Übungen im Kreis bereiten zu späteren Bewegungen „quer über's Parkett" („*across the floor*") vor.

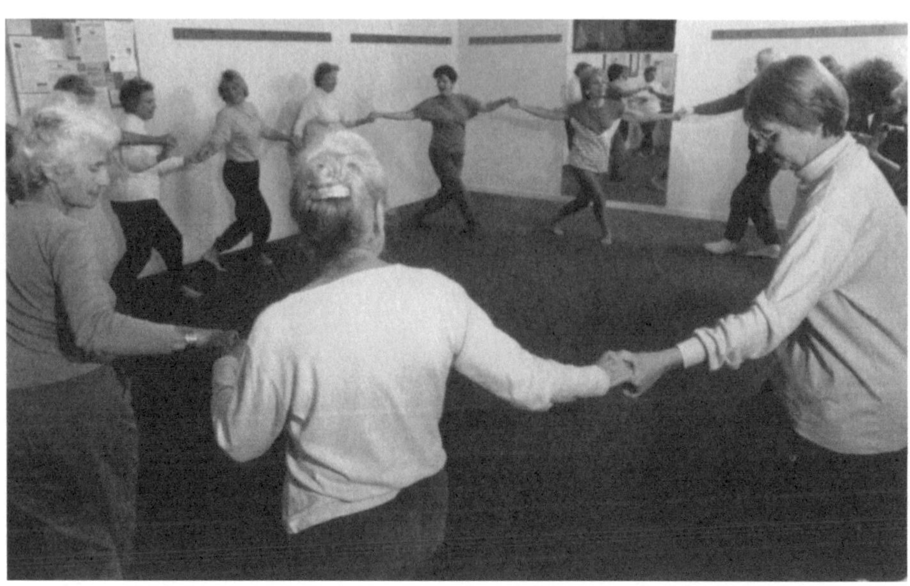

Quer über's Parkett

Der zweite Teil einer Kursstunde umfasst Übungen für den ganzen jetzt aufgewärmten Körper. Die Teilnehmer bemerken, was ihnen individuell möglich ist. Sie wenden diese Möglichkeiten in komplizierteren Bewegungsfolgen mit unterschiedlichen Rhythmen an, z.B. als Walzer oder Foxtrott. Sie erleben die Bewegungen als Tanz; den sie mit Hingabe und Heiterkeit ausführen und in den sie ihre Kreativität mit einbringen. Neulinge im Kurs mögen vielleicht denken, diese Übungen seien zu schwierig für sie, aber nachdem sie sie eine Zeit lang gemacht haben, wird es ganz einfach. Ihr Körper hat diese Bewegungen bereits gelernt. Sie genießen es, sich zu bewegen und die Leichtigkeit und Heiterkeit des Tanzes mit in ihr Leben zu nehmen. Wir wünschen uns, dass unsere Kursteilnehmer diese Bewegungen in ihre Hausarbeit und in jede andere Arbeit integrieren. Jede Bewegung kann angenehm sein - jede Bewegung kann ein Tanz sein.

Partnerarbeit

Das Ziel der Partnerarbeit ist es, zu lernen sich miteinander in der Bewegung abzustimmen. In der Bewegung zeigt sich die Fähigkeit, sich auf unterschiedliche Art und Weise immer wieder an einen Partner anzupassen. Mit der Unterstützung eines Partners wird es den Teilnehmern möglich, den eigenen Bewegungsspielraum zu erweitern.

Die Partnerarbeit im Rosen-Movement schafft Sicherheit und Intimität unter den Teilnehmern. Nach und nach lernen sie mit ihrem Körper noch bewusster umzugehen.

Auf dem Boden

Die Bewegungen auf dem Boden sind für die kleine Muskulatur der Wirbelsäule besonders wirkungsvoll. Ein Beispiel: Wenn die Knie angewinkelt sind und dann zu einer Seite geneigt werden, während der Kopf sich zur anderen Seite neigt, erstreckt sich diese Dehnung durch die ganze Wirbelsäule. Man kann die geringe Verdrehung nacheinander an jedem Wirbel spüren.

Diese kleinen Muskeln sind immer etwas angespannt, denn sie halten den Körper in einer aufrechten Position. Wenn wir auf dem Boden liegen,

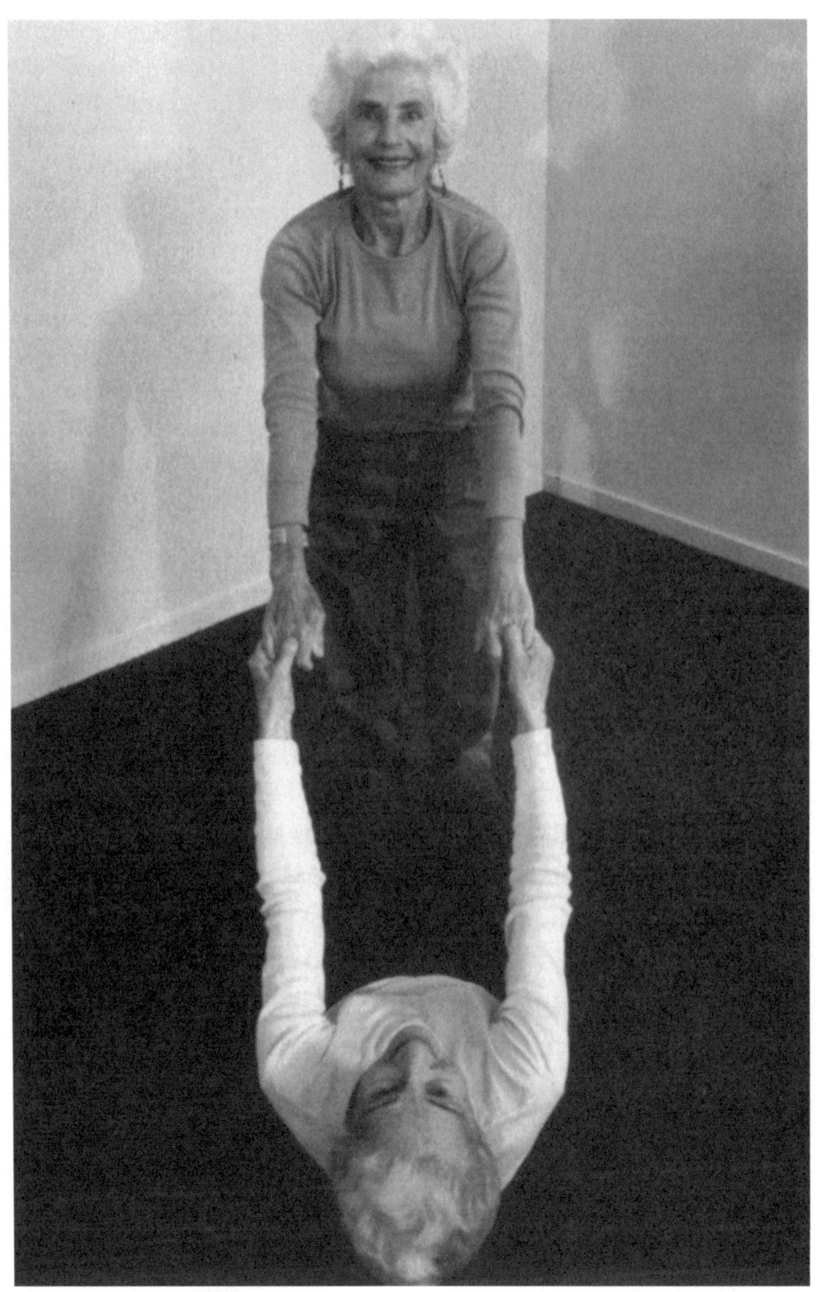

müssen diese Muskeln nichts halten; in dieser entspannten Stellung wird eine vollständige Bewegung möglich. Die Muskeln können jetzt besser entspannen, als bei Übungen die im Stehen ausgeführt werden. Im Stehen haben wir die Möglichkeit auszuweichen. Auf dem Boden zeigt sich, was innerhalb der körperlichen Leistungsfähigkeit eines Menschen liegt und was nicht. Hier am Boden haben wir den Spielraum, tiefer in die kleine Muskulatur zu gehen.

Bewegungen auf dem Boden beginnen mit den äußeren großen Muskeln um sie beweglicher zu machen. Am Ende der Kursstunde bewegen sich diese großen Muskeln mit Leichtigkeit. Anders als im Sitzen oder Stehen ist es im Liegen eher möglich, das Zwerchfell zu entspannen.

Wenn die Teilnehmer, durch die Übungen „quer über's Parkett“ kurzatmig geworden, auf dem Boden liegen, lassen wir sie zunächst nur ihren Atem beobachten und alle Anstrengung aufgeben. Der Unterleib kann sich ganz auf dem Boden niederlassen. Der Körper kann darauf vertrauen vom Boden getragen zu werden. Der Atem kann sich beruhigen, das Zwerchfell kann schwingen. Durch die Dehnung der Brust beim Atmen kommt Sauerstoff in den Körper. Die Geschwindigkeit, mit der der Atem sich beruhigt, zeigt den Grad der Entspannung an. Bei Teilnehmern, die schon seit langem einen Kurs besuchen, geschieht dies ganz leicht.

Nach den grundlegenden Bewegungen für die Wirbelsäule folgen Übungen mit dem Kopf, den Armen, den Beinen und Übungen für die kleine und große Muskulatur des Rückens. Diese Bewegungen bewegen die Wirbel auf alle möglichen Arten. Armbewegungen, die auf dem Boden gemacht werden, sind zum Dehnen der Brust sehr wirkungsvoll.

In der Übung „der Pflug“ hebt man das Gesäß an und legt die Füße hinter dem Kopf ab. Der „Pflug“ zeigt, wieviel Dehnung im Rücken und auf der Rückseite der Beine möglich ist. Wenn die Teilnehmer entspannt sind, können die Füße ohne jede Anstrengung hinter den Kopf gebracht werden. Dies sollte nicht erzwungen werden, da es Schmerzen verursachen kann. Wenn es behutsam und entspannt gemacht wird, ist es eine gute Übung die Muskeln entlang der Wirbelsäule zu dehnen.

Wenn die kleinen Muskeln entspannt sind, entsteht Raum zwischen den Wirbeln. Dadurch wird die synoviale Flüssigkeit erzeugt, die die Gelenkfunktion aufrechterhält. In meiner Arbeit als Physiotherapeutin bemerkte ich, dass Schulterschmerzen dadurch auftraten, dass Patienten ihre

Bewegungen nicht vollständig ausführten. Der Teil, der nicht bewegt wurde, war die Quelle des Schmerzes. Das Entspannen der Wirbelsäule gibt den kleinen Gelenken zwischen den Wirbeln die Möglichkeit sich zu bewegen. Wenn diese Bewegung in vollem Umfang ausgeführt werden kann, ist der Nutzen am größten.

Aufmerksamkeit beim Lehren erzeugen

Zu Beginn einer Kursstunde ist es wichtig, dass die Lehrerin die Aufmerksamkeit auf sich zieht, sei es mit ihrer Stimme oder mit einer Geste, um mitzuteilen: „Ich fange jetzt an." Mit dieser Äußerung übernimmt sie die Verantwortung für den Unterricht. Sie vermittelt, dass sie die Lehrerin ist. Das bedeutet nicht, streng zu sein - aber präsent. Sie kann leise oder lauter sprechen, aber sie muss den Teilnehmern klar machen, dass sie jetzt mit der Kursstunde beginnt. Menschen, die Autorität ausdrücken, lehren gut.

Wir lassen die Teilnehmer reden oder kichern während des Unterrichts, aber sie müssen die Übungen richtig machen. Wenn sie reden und den Übungen keine Aufmerksamkeit schenken, bitten wir sie aufzupassen. Auch das Sprechen miteinander hat seinen Platz. Wir lassen jedoch nicht zu, dass sie lauter sprechen, als wir es tun. Unsere Stimme muss die herausragende sein, da auf sie gehört werden soll. Wir reden fast die ganze Zeit zur Gruppe während wir uns bewegen und die Musik spielt. Bei Entspannungsübungen ist die Stimme weicher. Bei Dehnübungen dehnt die Lehrerin auch ihre Aussprache. Die Stimme ist der Bewegung angepasst.

Das von der Lehrerin vorbereitete Programm enthält Übungen für alle Teile des Körpers. Die Musik wurde schon im Vorhinein ausgewählt. Das Tempo schließt immer die langsamste Person im Kurs mit ein; später kann es gesteigert werden, aber es muss sichergestellt sein, dass alle Teilnehmer mitkommen. Wenn an einer Stelle Verwirrung aufkommt, beeinflusst das auch alle anderen Teilnehmer. Manchmal beginnen Teilnehmer mit dem falschen Bein oder sie wissen nicht genau was zu tun ist, dann sollte das Tempo verlangsamt werden. Die Übungen werden so gewählt, dass keine Langeweile aufkommt und dass die Teilnehmer nicht ermüden. Die Lehrerin hat ihr Programm vorbereitet; sie sollte aber immer in der Lage dazu sein, es zu variieren, wenn die Situation dies erfordert.

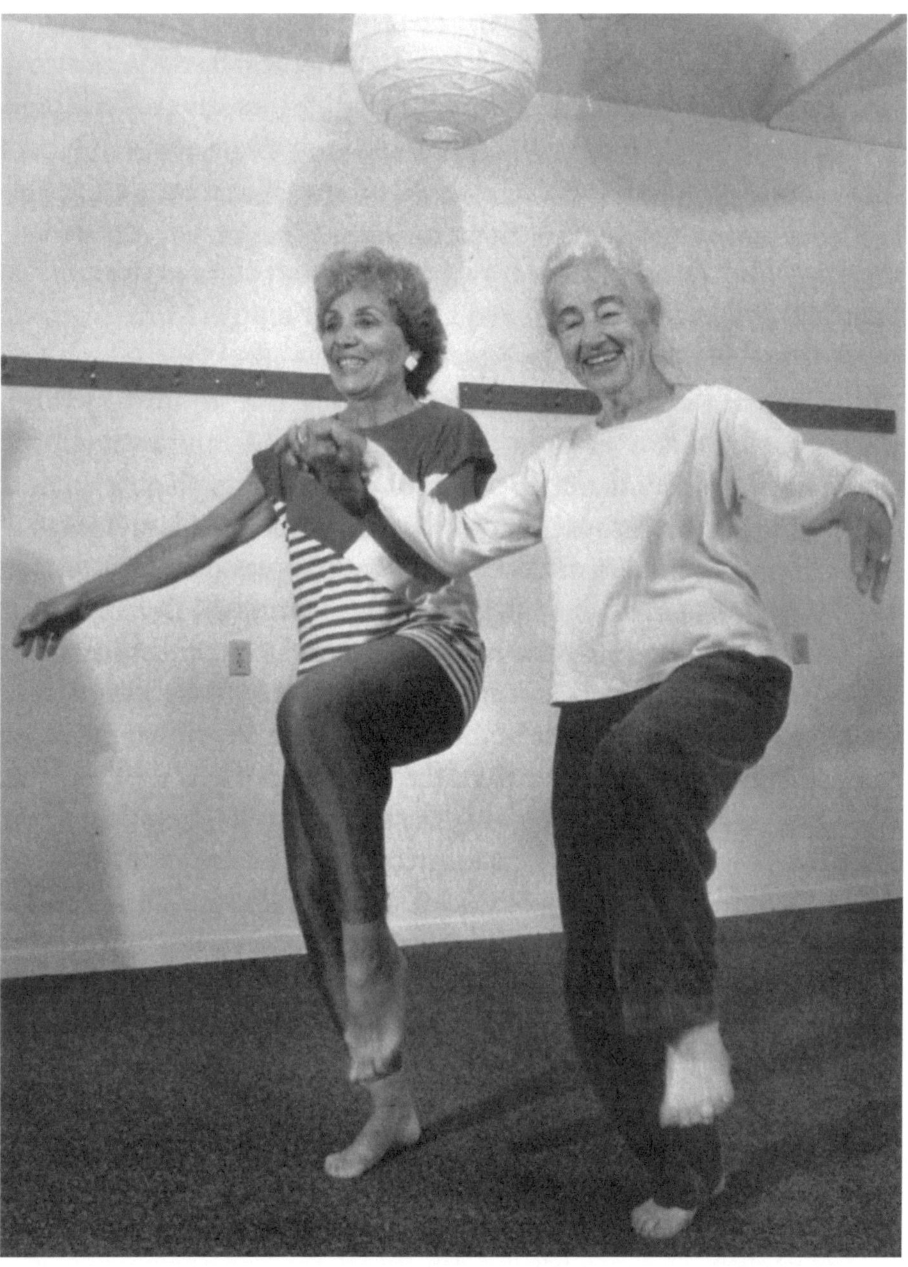

Die Teilnehmer sollen sich, wenn sie nach Hause gehen rundum wohl fühlen.

Körperbeschwerden

Gewöhnlich sind in jedem Kurs Personen, die unter gesundheitlichen Einschränkungen leiden. Häufig gibt es Ischiasbeschwerden, Herzprobleme, Schwindelgefühle, Rückenschmerzen oder Nackenbeschwerden.

Ischiasbeschwerden

Alle Bewegungen von der Hüfte abwärts sind gut gegen Ischiasbeschwerden. Beim Beugen der Hüfte sind wir sehr vorsichtig. Wir stellen sicher, dass an der Bewegung nur das Hüftgelenk beteiligt ist, d.h., dass keine Beugung im oberen Bereich des Körpers gemacht wird, denn das kann vielerlei Beschwerden verursachen.

Das Beugen und Bewegen des Hüftgelenks hilft Ischiasbeschwerden zu lindern. Diese Übungen dehnen die Kniesehnen und die Muskeln des Rückens. Sie vermindern dadurch den Druck auf den 4. und 5. Lendenwirbel, zwischen denen der Ischiasnerv aus der Wirbelsäule austritt. Wann immer es schmerzt, ist es notwendig die Abwehr des Muskels in dem beteiligten Bereich aufzulösen. Sehr häufig macht der abwehrende Muskel mehr Schwierigkeiten als die Ursache selbst. Wir arbeiten mit dem abwehrenden Muskel um die sekundäre Verspannung zu lösen, die den Schmerz begleitet. Bei Ischiasbeschwerden richten wir unsere Aufmerksamkeit auf den Lenden-Darmbein-Muskel, das Zwerchfell und die Oberschenkelmuskeln. Der Lenden-Darmbein-Muskel ist an der Wirbelsäule, am Darmbein und an der Innenseite des Oberschenkelknochens befestigt. Seine Aktivität bringt die Wirbel enger zusammen. Das verursacht häufig Druck auf einen austretenden Nerv. Für Menschen mit Ischiasleiden ist es besonders wichtig zu lernen, sich ohne große Anstrengung zu bewegen und den Gedanken zu verinnerlichen, dass Bewegung leicht sein kann. Erst dann können sie die Bewegung wiederholen, sie schneller machen und sie schließlich auf eine Weise ausführen, die nicht schmerzt. Immer wenn wir mit Ischias-Patienten arbeiten, beginnen wir mit den leichtesten Entspannungsübungen und enden indem wir ein kleines bisschen „antreiben“.

Wir können auch auf dem Boden liegend Übungen mit dem Becken machen oder im Sitzen üben, was jedoch Stärke und Kraft erfordert. Alle Bodenübungen, die jeweils nur ein Bein einbeziehen, lösen den Bereich um die Hüfte, die Verbindungen zum Rücken und die Verbindungen zwischen Hüfte und Bein. All diese Übungen sind für Ischias-Patienten hilfreich.

Es ist wichtig, bei jeder Bewegung unterhalb der Schmerzschwelle zu bleiben. Wenn jemand Bedenken hegt, eine Bewegung zu machen, sollte er sie besser nicht machen. Sich in Angst zu bewegen verursacht Anspannung und Schmerz.

Lehrerinnen des Movements sollten auf Teilnehmer mit einer Tendenz zu Ischiasbeschwerden besonders gut achten, damit diese nichts tun, was ihnen schaden könnte.

Ebenso wichtig ist es das periphere Sehen zu erweitern, d.h., sich auch immer wieder zurückzuziehen, um auf jeden Teilnehmer achten zu können.

Herzprobleme

Herzpatienten sollten die Zustimmung eines Arztes haben, bevor sie am Kurs teilnehmen. Die meisten Bewegungen des Rosen-Movements sind für Herzpatienten gefahrlos, ausgenommen Sprünge und sehr schnelle Bewegungen. Hier sollten Lehrerinnen besonders auf die Gesichtsfarbe und die Atemgeschwindigkeit des Teilnehmers achten.

Bei Teilnehmern mit Herzbeschwerden fange ich zunächst mit langsamen Bewegungen an; dann fordere ich die Person auf sich hinzulegen. Ich beobachte, wie stark der Atem geht, wie lange es dauert, bis er sich beruhigt. Dann folgen Übungen, die ein Loslassen bewirken können. Ich will der Person Wege aufzeigen, die in ihrer Brust Raum für die Einatmung schaffen.

Bei Übungen auf dem Boden, leiten wir die Teilnehmer zu Bewegungen an, die hilfreich sind, Brust und Beckenraum zu entspannen. Das ermöglicht ihnen mehr Atemluft aufzunehmen und löst den Bereich um das Herz. Wenn genügend Sauerstoff eingeatmet werden kann, muss das Herz nicht mehr so schwer arbeiten. Wenn wir festhalten, kann nicht soviel Sauerstoff aufgenommen werden; folglich muss das Herz mehr arbeiten um dies auszugleichen.

Schwindel

Schwindel wird u. a. durch zu viel oder zu wenig Sauerstoff im Gehirn verursacht. Der Spannungszustand der Nackenmuskulatur beeinflusst die Sauerstoffaufnahme des Gehirns. Ist sie angespannt, so wird die Sauerstoffzufuhr für das Gehirn vermindert. Wenn genügend Sauerstoff aufgenommen werden kann, wird der Körper bei jedem Atemzug ausreichend versorgt.

Schmerzen im unteren Rücken

Wiederkehrende Rückenschmerzen sind meist in jeder Körperhaltung spürbar. Rückenschmerzen sind oft trügerisch, weil dort wo es schmerzt, nicht immer die Ursache des Problems liegt. Die Schmerzen sind vielmehr die Folge einer Muskelverspannung an einer anderen Stelle.

Häufig wird der Rücken bei Unfällen verletzt. Die Stelle, die verletzt wurde heilt, aber die verspannte Haltung, die als Reaktion auf den durch den Unfall verursachten Schmerz eingenommen wurde, bleibt bestehen. Oftmals ist der Schmerz am unteren Rücken nicht eine Manifestation der Verletzung selbst, sondern eine Nachwirkung, die durch die eingenommene Schutzhaltung entstanden ist.

In der Rosen-Methode wird nicht die Verletzung behandelt, sondern das Gewohnheitsmuster, das durch die Verletzung entstanden ist. Heilung ist ein allgemeines Lösen, ein Wiederbeleben aller Bereiche, an denen Bewegung nicht mehr zugelassen werden konnte. Das Festhalten an einer Haltung ist für den Rücken schmerzhaft. Manchmal wird das Zwerchfell angespannt oder der Rücken wird überdehnt, um Schmerzen in anderen Körperteilen zu kompensieren. Dadurch wird eine schmerzhafte sekundäre Anspannung erzeugt. Unsere Bewegungen entspannen die Bereiche, die diesen Zustand verursachen. Das Zwerchfell wird entspannt durch Dehnen, durch Schulter- und Rumpfbewegungen, durch leichtes Schwingen oder Rollen und durch Beinbewegungen, die den unteren Teil des Körpers lösen.

Auch der Lenden-Darmbein-Muskel, der im Vergleich zum Zwerchfell zweitrangig ist, sollte entspannt und gedehnt werden. Er ist die wichtigste Verbindung zwischen der Brust, dem Becken und den Beinen und arbeitet in Verbindung mit dem Zwerchfell. Er verläuft vom unteren Rücken durch das Becken zum Bein, wo die große Hohlvene, durch die das Blut zum Herzen zurückfließt, vom Bein zum Rumpf verläuft. Wenn der Lenden-Darmbein-Muskel und das Gelenk zwischen Becken und Bein angespannt sind, entsteht Druck auf die große Hohlvene. Diese Vene muss gegen die Schwerkraft arbeiten um das Blut zum Herzen zu bringen. Ist der Lenden-Darmbein-Muskel entspannt, ist der Rücktransport des Blutes leichter möglich.

Die kleinen Muskeln des Beckenbodens, die die Drehbewegungen der Beine nach innen und außen unterstützen, müssen sich ebenfalls bewegen können, sonst wird die Hüfte unbeweglich. Wenn sich eingefahrene Bewegungsmuster verändern, lernen diese Muskeln wieder zu arbeiten. Solange Muskeln nicht nachgeben, weil sie auf irgendeine Weise gehalten werden, kann keine Neuausrichtung stattfinden. Selbst wenn nur kleine Muskeln verspannt sind, sind große Bewegungen, z.B. große Schritte schwer auszuführen. Wenn Muskeln verspannt sind gibt es Widerstand, der Beschwerden und Schmerz verursacht.

Die meisten Bewegungen, die den Rücken einbeziehen sind entweder Gehbewegungen oder Beinbewegungen auf dem Boden. Weil der untere Rücken besonders im Bereich des 4. und 5. Lendenwirbels anfällig beschaffen ist, muss dieser Bereich während der Übungen geschützt werden. Deshalb vermeiden wir es den Rücken zu überdehnen.

Die Angst vor Schmerzen verursacht Immobilisierung, die wiederum Funktionsstörungen im Körper mit sich bringt. Gelenke werden steif oder Muskeln ziehen sich zu stark zusammen. Dies beeinträchtigt die Blutzirkulation und schwächt die Sauerstoffversorgung. Wir können helfen diese Störungen rückgängig zu machen, indem wir die Person darin unterstützen sich langsam wieder zu bewegen. Bewegung ist Rehabilitation.

Nackenbeschwerden

Der Nacken ist das Bindeglied zwischen Rumpf und Kopf. Die Nackenmuskulatur verbindet den Schädel mit der Wirbelsäule, mit der ersten und zweiten Rippe und dem Schlüsselbein. Die Muskeln, die den Nacken bewegen, erstrecken sich bis zum Brustbereich. Deshalb genügt es nicht nur den Kopf oder den Nacken zu bewegen. Die für die Brust konzipierten Bewegungen sind auch für die Nackenmuskulatur sehr wirkungsvoll. Wichtig sind Übungen für die Muskeln, die den Nacken mit dem ganzen Schultergürtel verbinden. Jede Bewegung des Schultergürtels beeinflusst auch den Nacken, ebenso alle Bewegungen, die den oberen Teil der Brustwirbelsäule einbeziehen.

Wenn sich der Bewegungsspielraum in diesem Bereich vergrößert hat und die Halswirbelsäule freier geworden ist, können sich auch der obere Nacken und der Kopf leichter bewegen. Einige der Muskeln, die den Nacken bewegen, die Rippenhaltermuskeln, an der Seite des Nackens unterdrücken unsere Gefühle. Ich nenne sie „Traurigkeitsmuskeln". Der Muskel der das Schulterblatt hebt, hilft uns, uns zu verstecken. Wenn der Zungenbeinmuskel, der sich vom Zungenbein zu den Seiten des Nackens erstreckt, und die ihn umgebenden kleinen Muskeln fest sind, bilden sie eine Barriere, die es erschwert, Gefühle zu äußern. Da es kaum möglich ist, Bewegungen zu machen, die sich exklusiv an diese Muskeln richten, arbeiten wir im Rosen-Movement mit kleineren Bewegungen der Schultern und der oberen Brust, dabei werden die genannten Muskeln mit einbezogen.

Schmerzen

Wenn ein Muskel, der lange Zeit verspannt war, sich entspannt, beginnt wieder vermehrt Blut durch ihn zu fließen. Das schmerzt zunächst und weist auf die Beanspruchung hin, welcher der Muskel ausgesetzt war. Manchmal entstehen nach einer Rosen-Movement Stunde physische Beschwerden, da der entspannte Bereich sich physiologisch vollständig ändert. Die Schmerzen sind eine vorübergehende Folge von wieder zugelassenen Bewegungen.

Schmerzen werden durch Druck auf einen Nerv oder durch den Zug eines Muskels verursacht. Der Muskel selbst schmerzt, da er pausenlos gearbeitet hat. Für solche Beschwerden ist die Rosen-Methode sehr gut geeignet.

Sitzende und stehende Arbeitsweisen

Menschen, die in ihrem Beruf den ganzen Tag am Schreibtisch sitzen oder eine stehende Tätigkeit haben, entwickeln bestimmte Haltungsmuster. Folglich verkürzt sich der Lenden-Darmbein-Muskel. Die Rückenmuskeln müssen eine bestimmte Haltung einnehmen und aufrechterhalten. Für Menschen, die lange Zeit stehen müssen, sind solche Hüft- und Fußbewegungen hilfreich, die den Lenden-Darmbein-Muskel dehnen und in denen das Becken vor und zurück gekippt wird.

Der „Beckentanz" ist die beste Übung für Personen, die viel sitzen müssen. Langes Sitzen beeinflusst häufig auch den oberen Teil des Rückens. Da beim Sitzen die aufrechte Haltung ausbalanciert werden muss, sollten immer auch Übungen für den Schulter- und Brustbereich mit einbezogen werden.

Sehr häufig sind auch die Füße unbeweglich, da sie einem bestimmten Muster des Auftretens und Abrollens folgen. Bewegungen wie Springen, Auffangen oder Abstoßen des Körpergewichts helfen den Füßen beweglich zu bleiben.

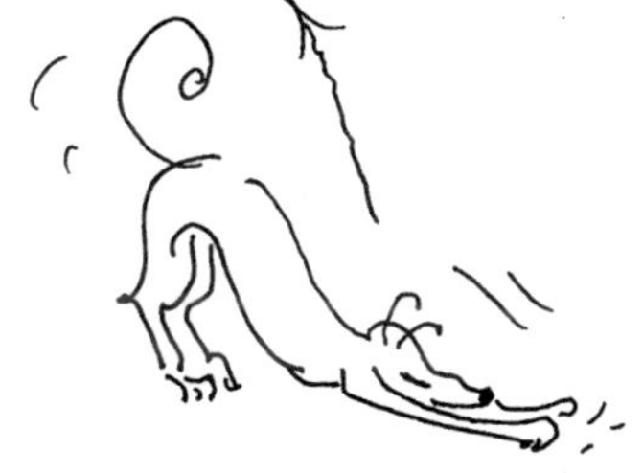

Alle Bewegungen beginnen mit einer guten D-e-h-n-u-n-g!

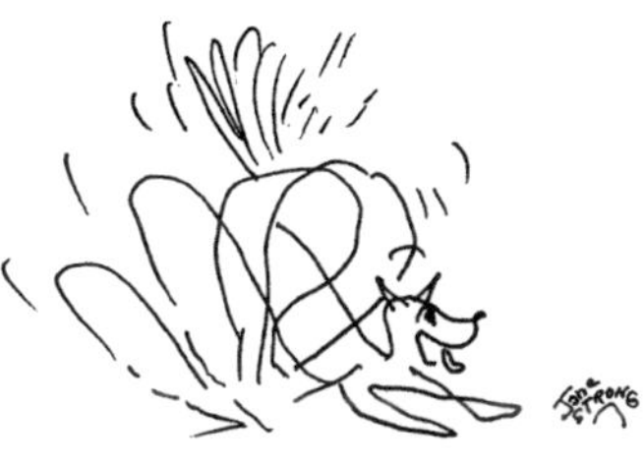

Alle Gelenke für Bewegung vorbereiten und "schmieren".

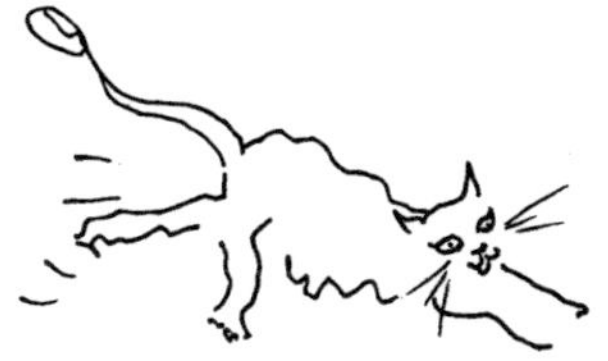

Muskeln kommen durch Dehnung zu ihrer vollen Länge. Sie sind dann imstande, sich ganz zusammenzuziehen und gewinnen dadurch die volle Spannkraft.

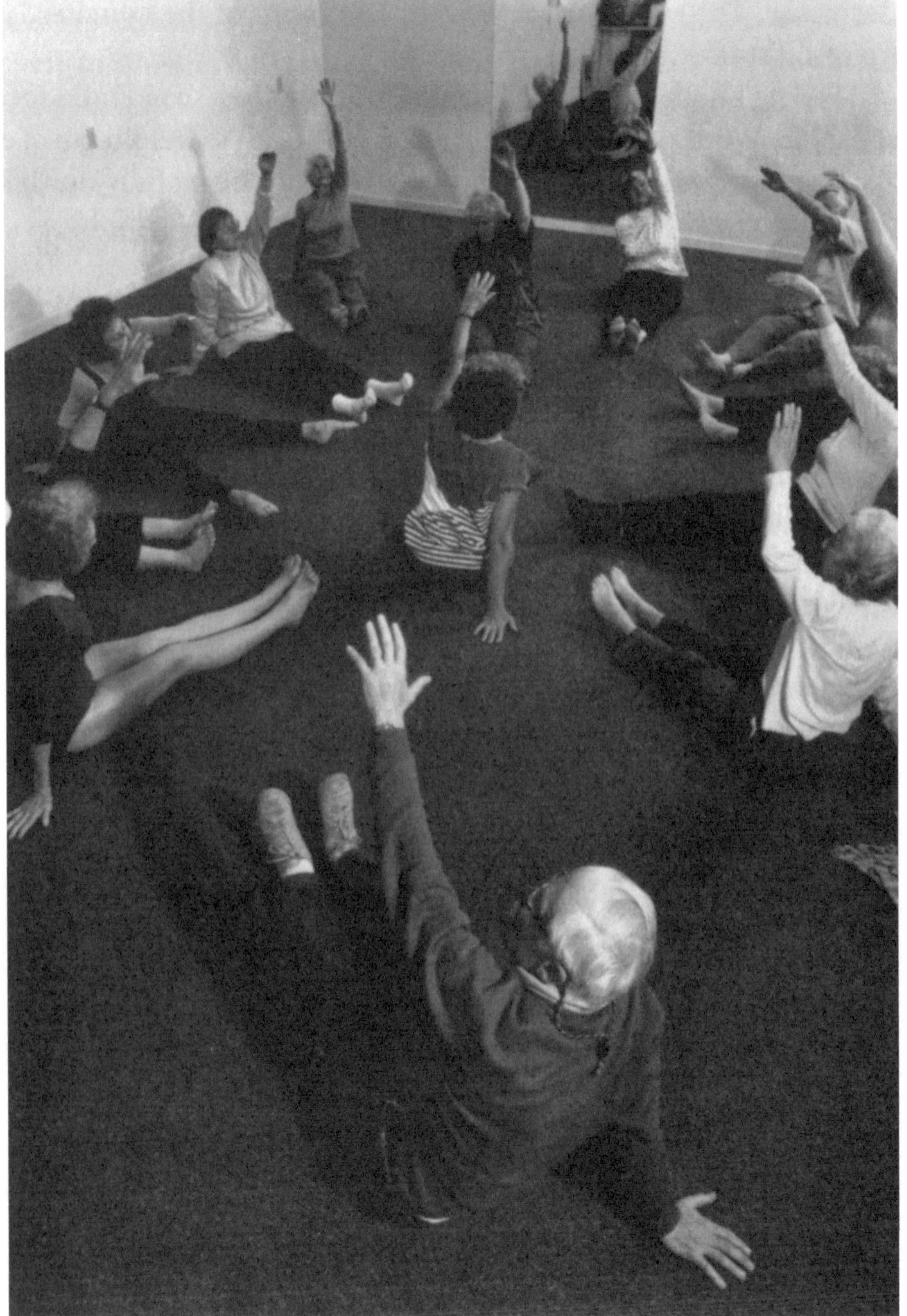

Kapitel 3

Übungen

In diesem Kapitel stellen wir viele Übungen zur Auswahl vor; diese sind jeweils für bestimmte Körperbereiche vorgesehen. Ausgehend von dem Wissen über anatomische und kinesiologische Gegebenheiten des Körpers, wurden die Übungen so konzipiert, dass jede einzelne ein spezifisches Resultat hervorbringt. Damit es nicht langweilig wird, kann man die Übungen je nach Bedarf variieren. Es liegt in dem Ermessen einer jeden Movement-Lehrerin, welche Übungen sie auswählt. Die Fähigkeit der Lehrerin liegt darin, die Übungen auf die jeweiligen individuellen Bedürfnisse der Teilnehmer abzustimmen. Die Übungen, die in diesem Kapitel vorgestellt werden, entsprechen dem zeitlichen Ablauf einer normalen Movement-Stunde. Wir beginnen mit dem Brustkorb, da sich dort die wichtigsten Organe – das Herz und die Lunge – befinden.

Schulter-Jogging

Beschreibung: Winkeln Sie Ihre Arme an und bewegen Sie Ihre Ellenbogen vor und zurück wie ein Jogger beim Laufen. Achten Sie darauf, dass Sie nicht nur die Schultern und Arme bewegen, sondern auch den Brustkorb und die Muskeln, die von den Schultern zum Nacken führen.

Anatomie: Bewegt den gesamten oberen Teil des Brustkorbes und die Nackenmuskeln sowie die Schultern. Alle Verbindungen zwischen den Schulterblättern und dem Brustkorb werden bewegt. Dies führt zur Ausdehnung des Brustkorbes und einem freieren Schwingen des Zwerchfells.

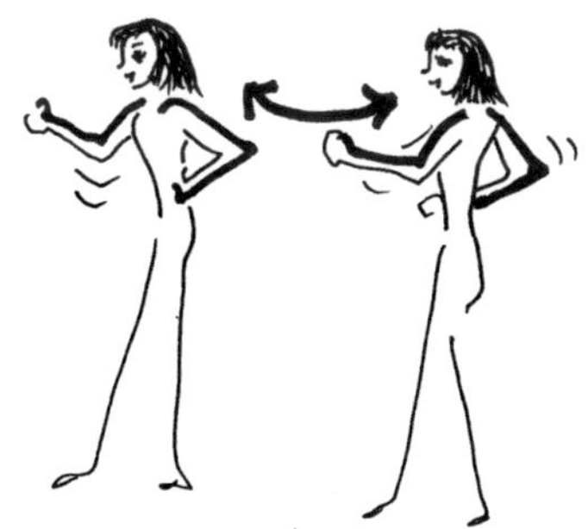

Nutzen: Das Schulter-Jogging ist die Grundbewegung unserer Arme beim Laufen. Das Bewegen der Schulterblätter gibt den Armen mehr Kraft. Wenn wir diese Bewegung richtig ausführen gelingt uns das Joggen ohne Anstrengung.

Flügelschwingen

(Anheben der Schulterblätter)

Beschreibung: Heben Sie mit angewinkelten, nach innen gedrehten Armen Ihre Ellenbogen abwechselnd Richtung Decke. Lenken Sie Ihre Aufmerksamkeit auf die Entspannung und das Öffnen des Brustkorbes und die Bewegung der Muskeln zwischen Kopf und Schultern.

Anatomie: Indem man die Ellenbogen anhebt, bringt man das Schultergelenk in die Position einer maximalen Innenrotation. Die Position der angewinkelten Arme bewegt im Besonderen das Schultergelenk. Die Nackenmuskeln können sich entspannen, wenn die queren Brustmuskeln bewegt werden.

Nutzen: Durch die Bewegung des Schultergelenks behält dieses seine Flexibilität. Ohne ausreichende Bewegung stellen sich häufig Schmerzen ein.

Anhalter

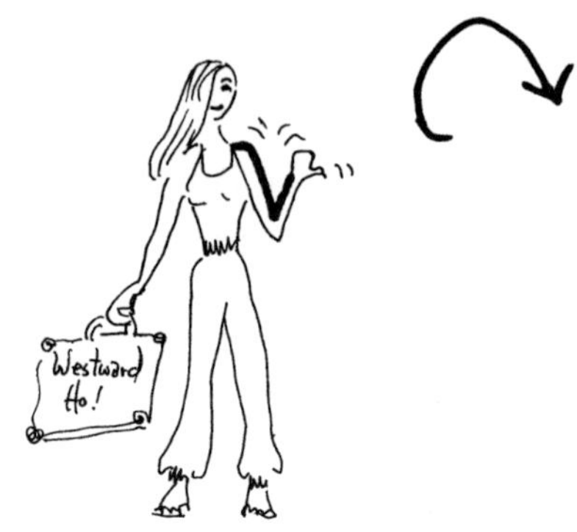

Beschreibung: Winkeln Sie Ihren Ellenbogen an und führen Sie ihn zur Seite in einer Außenrotation. Heben Sie die Arme auf Schulterhöhe und nach hinten, so dass die Bewegung auf Schulter und Brust einwirkt. Hierdurch erreicht man die größtmögliche Öffnung des Brustkorbes.

Anatomie: Diese Übung bewirkt über die sog. „Deckelmuskeln“ (siehe Glossar) eine Dehnung der Brustmuskeln. Sie erzeugt Beweglichkeit der Muskeln zwischen Kopf und Schultern, der Schulterblätter und des oberen Brustkorbes.

Nutzen: „Schmiert“ und fördert die Beweglichkeit des Schultergelenks. Erweitert die Atemkapazität des oberen Brustkorbes. Je weiter man die Bewegung nach hinten ausführt, desto effektiver wird die Übung.

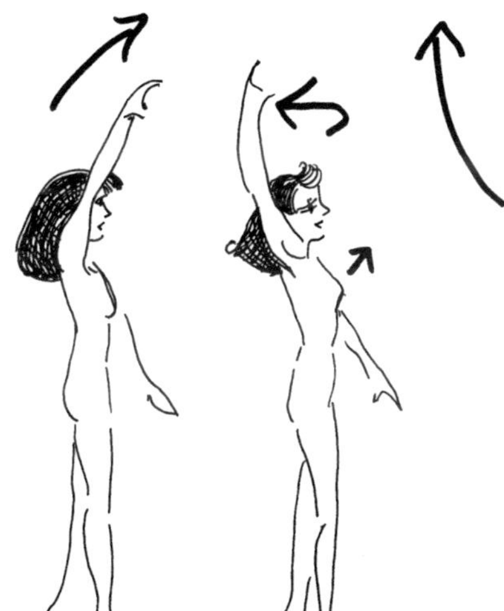

Streckung nach oben

Beschreibung: Strecken Sie Ihren Arm über den Kopf und führen Sie ihn soweit als möglich hinter das Ohr.

Anatomie: Dehnt den breiten Rückenmuskel und die Brustmuskeln.

Nutzen: Diese Bewegung verhindert, dass sich das Schultergelenk versteift und gibt der Schulter ihre größtmögliche Bewegungsfreiheit nach vorne.

Weiten des Brustkorbes

Beschreibung: Heben Sie einen Arm nach vorne auf Schulterhöhe, führen Sie ihn dann zur Seite. Drehen Sie während dieser Bewegung die Handflächen nach oben und den Kopf in die entgegengesetzte Richtung. Nehmen Sie die Dehnung im Nacken, Brustkorb und am Schulterblatt wahr. Spüren Sie die Öffnung des Brustkorbes.

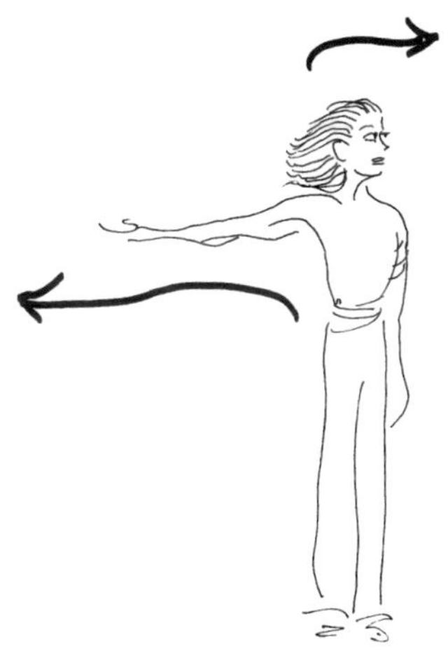

Anatomie: Wirkt auf die Nackenmuskulatur. Dehnt die kleinen und großen sowie die queren Brustmuskeln und weitet den Brustkorb.

Nutzen: Fördert eine größere Beweglichkeit zwischen Brustkorb und Hals.

Wir machen keine Kopf- oder Nackenübungen, sondern Schulterübungen. Die meisten Muskeln, die den Nacken bewegen, führen zu den Schultern, d.h., durch die Schulterübungen werden die Nackenmuskeln passiv bewegt und haben die Möglichkeit sich zu entspannen; der Kopf kann sich frei bewegen.

Sie können Ihren Kopf nicht anheben, aber Sie können die Schultern fallen lassen und dadurch den Hals länger werden lassen. Wenn der Kopf so weit wie möglich aus der Schulterpartie heraustritt, erreichen Sie Ihre maximale Größe.

Öffnende Dehnungen für den Brustkorb

Erweiterung nach hinten

Beschreibung: Strecken Sie die Arme seitlich auf Schulterhöhe aus, drehen Sie die Handflächen nach vorne und wippen Sie mit den Armen leicht nach hinten.

Anatomie: Öffnet den Brustkorb und dehnt die Brustmuskeln, die Halsmuskeln und die Deltamuskeln.

Nutzen: Weitet den oberen Brustkorb.

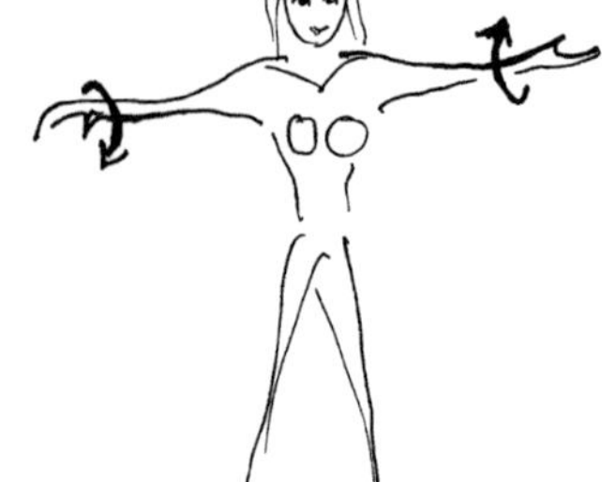

Rotation

Beschreibung: Strecken Sie die Arme seitlich auf Schulterhöhe aus. Eine Handfläche dreht sich abwechselnd nach innen, die andere nach außen.

Anatomie: Dreht die kleinen und großen Rundmuskeln der Oberarme, die von den Schulterblättern zu den Armen reichen. Bewegt die „Deckelmuskeln“.

Nutzen: Lockert und „schmiert“ das Schultergelenk, erreicht die queren Brustmuskeln, die Deltamuskeln und die kleinen Brustmuskeln.

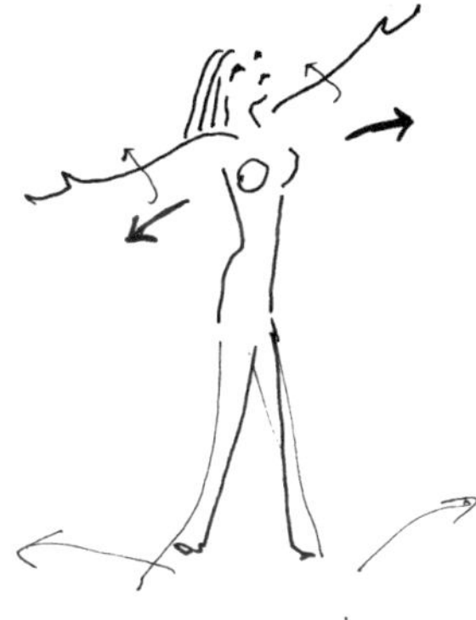

Die Welt umarmen

Beschreibung: Öffnen Sie die Arme auf Schulterhöhe und gehen Sie mit dem Körper in eine seitliche Drehung. Die Handflächen zeigen zur Decke. Der Blick richtet sich etwas nach oben. Heben Sie nun das Brustbein und wippen Sie mit den Armen leicht nach hinten. Wichtig: Nicht ins Hohlkreuz gehen!

Anatomie: Maximale Öffnung des Brustkorbes, des Schultergürtels und des Nackenbereichs.

Nutzen: Dehnt das Zwerchfell und ermöglicht eine tiefe Atmung.

Weitere Dehnung des Brustkorbes

Beschreibung: Damit das Zwerchfell wirklich frei schwingen kann, kippen Sie es vor und zurück auf der Höhe des Brustbeines vorne und des 12. Brustwirbels hinten, dort wo es aufgehängt ist. Diese Bewegung macht uns den Unterschied zwischen einer depressiven (zusammengesunkenen) und einer nicht depressiven (aufrechten) Haltung bewusst.

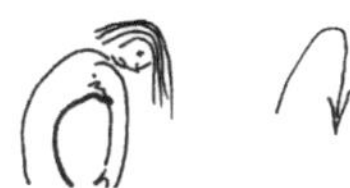

Schwermut
konkav
Buckel

Anatomie: Obwohl es sich nur um eine kleine Bewegung handelt, ist sie entscheidend für die richtige Position des Schultergürtels und dafür, dass das Zwerchfell in Ruhestellung frei schwingen kann.

Nutzen: Das Erstaunliche daran ist, dass man die Übung ausführen kann, ohne außer Atem zu geraten und ohne Pausen machen zu müssen. Der Brustkorb erlaubt in dieser aufrechten Haltung Bewegung. Mit der geringsten Veränderung, die dort stattfindet, strömt die Luft herein.

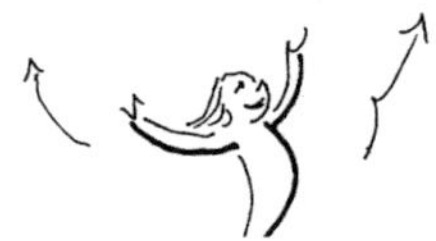

Freude! Konvex Öffnung

Viele Menschen lassen im Bereich des Zwerchfells wenig Bewegung zu. Was ist der Grund?

In unserer Körpermitte, im Bereich des Zwerchfells, sind wir sehr verletzlich. Das Zwerchfell reagiert wie ein Stimmungsbarometer, das unsere Empfindungen widerspiegelt. Seine Beweglichkeit bzw. Unbeweglichkeit verrät, ob wir Gefühle zeigen, sie zurückhalten oder unterdrücken, ob wir es zulassen können zu nehmen und auch zu geben.

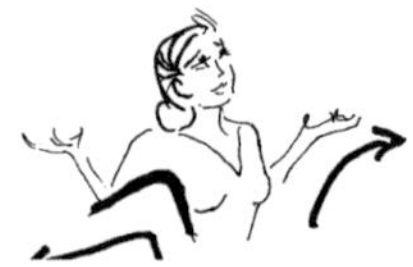

Schultern zurück Öffnung des Brustkorbes

Begegnen wir einem Menschen, so können wir an seiner Körperhaltung schnell erkennen, in welcher emotionalen Verfassung er sich gerade befindet: Ist seine Beweglichkeit im Brustkorb eingeschränkt (depressiv, niedergeschlagen) oder ist der Brustkorb aufgerichtet (lebensbejahend, heiter), so dass freie Armbewegungen und Gesten möglich sind?

Die Rippen

Beschreibung: Drücken Sie die Rippen mit Ihren Händen am Rippenbogen von Seite zu Seite und spüren Sie deren Beweglichkeit.

Anatomie: Fördert die Beweglichkeit des Zwerchfells, regt die Atmung an und bewegt die Zwischenrippenmuskeln.

Nutzen: Vergrößert das Atemvolumen.

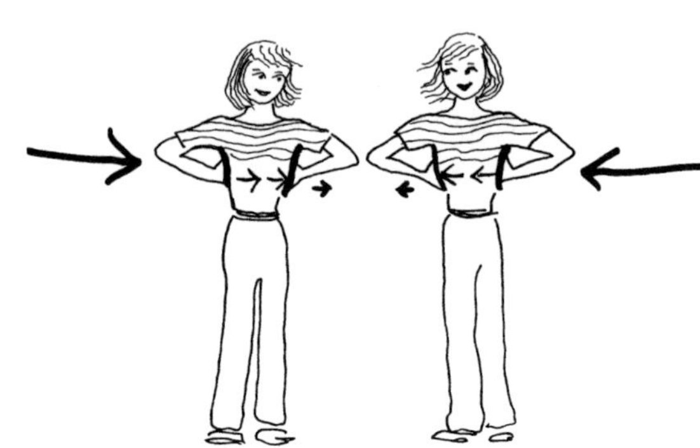

Bewegung der Rippen von Seite zu Seite

Seitneigung

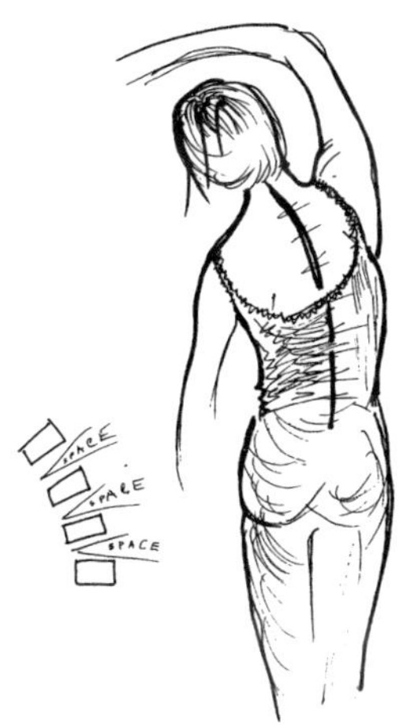

Beschreibung: Heben Sie einen Arm über Ihren Kopf und strecken Sie ihn zur Gegenseite. Dehnen und verlängern Sie die Seite. Um sich frei bewegen zu können, muss Raum zwischen den Wirbeln sein.

Anatomie: Dehnt den breiten Rückenmuskel, die schrägen Bauchmuskeln, die Sägemuskeln und die Zwischenrippenmuskeln.

Nutzen: Mehr Flexibilität des Brustkorbes.

Ähnlich wie beim Akkordeon: Dehnt sich der Brustkorb auf der einen Seite, zieht er sich auf der anderen Seite zusammen.

Dehnung nach oben und Beugung zu einer Seite nach vorne

Beschreibung: Strecken Sie beide Arme so weit wie möglich nach oben. Beugen Sie sich nun aus dieser Position heraus im Hüftgelenk ab und führen Sie gleichzeitig eine Hand auf die gegenüberliegende Seite zum Fuß.

Anatomie: Dehnt die Rumpfmuskeln in einer leicht gedrehten Position.

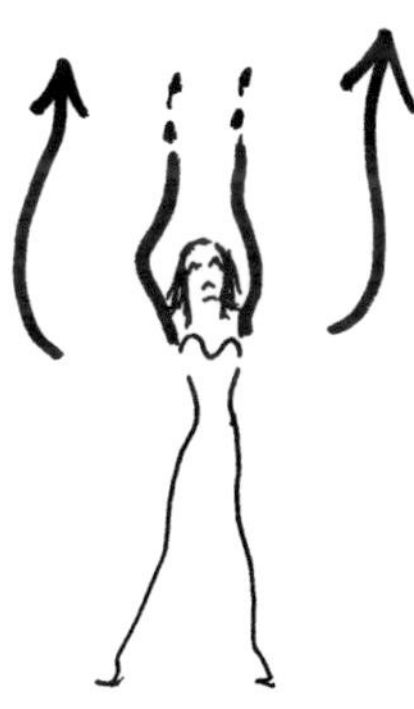

Sich strecken

Nach vorne beugen und dehnen

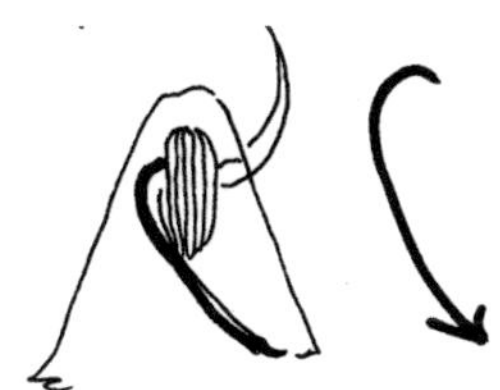

Nutzen: Kräftigt alle Muskeln des Rumpfes, insbesondere die Rückenstreckermuskeln.

Akkordeon

Beschreibung: Strecken Sie einen Arm auf Schulterhöhe seitlich aus und dehnen Sie ihn. Verstärken Sie die Dehnung des Armes aus dem Schultergelenk heraus und nehmen Sie den Kopf mit. Führen Sie nun den Arm seitwärts hoch über den Kopf auf die andere Seite. Dehnen Sie die kleinen Zwischenrippenmuskeln (nicht zur anderen Seite zusammenklappen) und beugen Sie sich leicht ab.

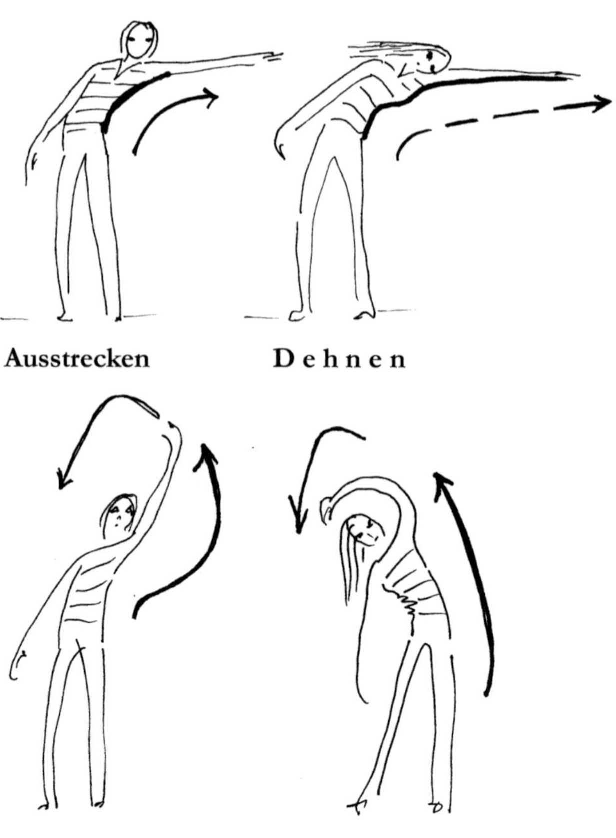

Ausstrecken **Dehnen**

Hoch und über den Kopf **Akkordeon**

Anatomie: Lockert die Muskeln rund um das Schultergelenk. Die Zwischenrippenmuskeln haben die Aufgabe, den Brustkorb auf- und ab zu bewegen.

Nutzen: Fördert die Beweglichkeit des Brustkorbes und aller Muskeln, die ihn bedecken. Erhöht die Mobilität der Wirbelsäule. Die Ausdehnung des Brustkorbes erlaubt die Ausdehnung des Atems.

Lockeres Vornüberhängen

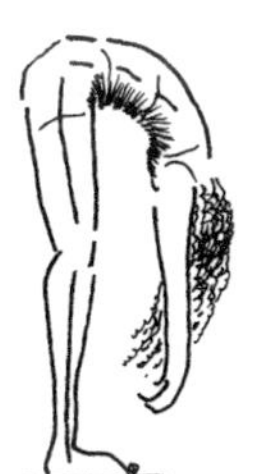

Beschreibung: Mit weichen, nicht durchgedrückten Knien beugen Sie sich in der Hüfte ab. Lassen Sie den Kopf und die Arme - locker wie eine Stoffpuppe – nach unten hängen und geben Sie dieser Bewegung so weit als möglich nach. Erlauben Sie den einzelnen Wirbeln einen größeren Abstand einzunehmen. Kommen Sie dann l a n g s a m - Wirbel für Wirbel – hoch. Die Bewegung soll sich, von den Sitzmuskeln ausgehend, im mittleren und oberen Rücken fortsetzen. Zum Schluss folgt der Kopf.

Anatomie: Streckt die Rückenstreckermuskeln, was Platz zwischen den Wirbeln schafft. Erleichtert oft den Druck auf die Bandscheiben. Macht die Wirbelsäule beweglicher.

Nutzen: Vornüberhängen bringt Entspannung und streckt die Muskeln rund um die Wirbelsäule. Mehr Raum für Bewegung zwischen den Wirbeln entsteht, wenn die Wirbelsäule sich dehnt.

Windmühle

Beschreibung: Beugen Sie sich in den Hüften nach vorne ab und nehmen Sie die Arme weit mit nach hinten.

Bewegen Sie beide Arme von den Schulterblättern ausgehend, von Seite zu Seite. Je höher die Arme nach hinten geführt werden, desto effektiver wirkt die Übung.

Anatomie: Bewegt alle Muskeln, die den Rumpf mit den Schulterblättern verbinden. Lockert die Muskeln, die das Schulterblatt fixieren.

Windmühle

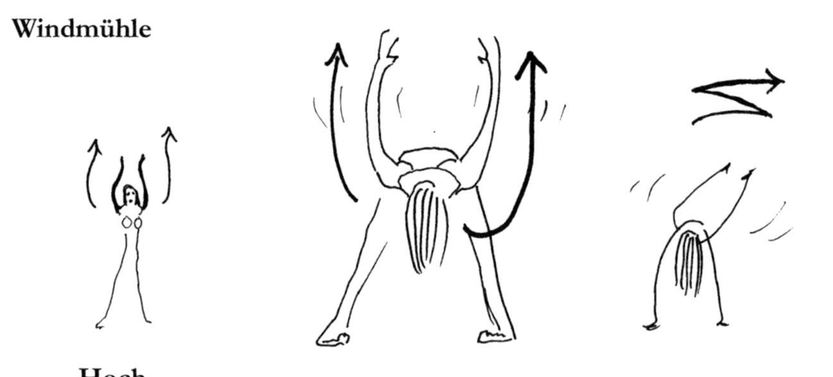

Hoch **Vornüber** **Neigen von Seite zu Seite**

Nutzen: Die Armbewegungen geben Kraft.

Kleopatra

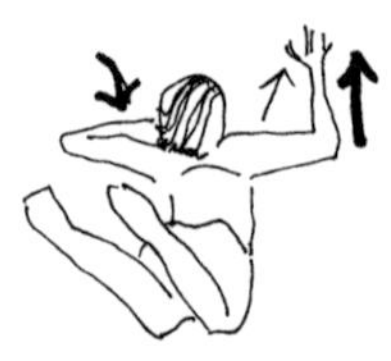

Beschreibung: Beugen Sie Ihre Arme auf Schulterhöhe rechtwinkelig an. Führen Sie einen Unterarm nach unten und den anderen gleichzeitig nach oben. Wechseln Sie ein paarmal ab. Sie können diese Übung auch auf dem Rücken oder auf dem Bauch liegend ausführen. Das ist vorteilhaft, weil die Ellenbogen dann entlastet sind.

Einen Arm hoch, einen Arm runter

Anatomie: Bewegt die Rautenmuskeln, die Deltamuskeln, den Trapezmuskel sowie den oberen queren Brustmuskel und die untere Halswirbelsäule.

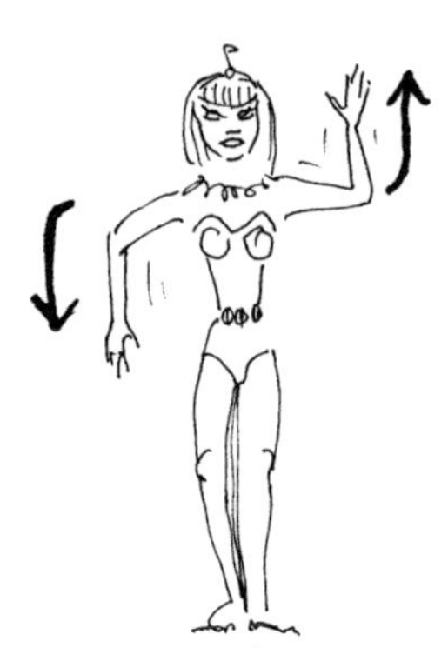

Nutzen: Bewegt den Bereich zwischen den Schulterblättern. Es ist die einzige bekannte Bewegung, die diese Stelle gezielt erreicht.

Kopfnicken (Ja-Sagen)

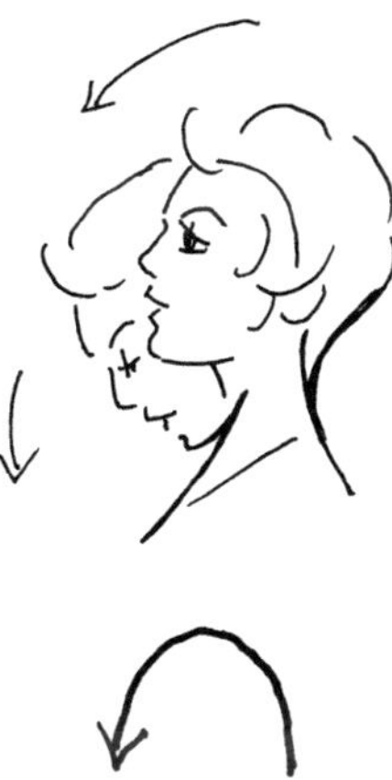

Beschreibung: Neigen Sie den Kopf leicht nach vorne und bringen Sie ihn dann mit wenig Anstrengung wieder nach oben. Richten Sie sich dabei vom Scheitel her auf.

Anatomie: Während Sie den Kopf nach vorne neigen, werden alle Muskeln, die von den Schultern zum Kopf verlaufen, passiv gedehnt. Auch der Halswirbelabschnitt der Rückenstreckermuskeln wird gedehnt. Wenn wir unseren Kopf wieder heben, ziehen sich die Schulterblatthebermuskeln und die hinteren Rippenhaltermuskeln zusammen.

Nutzen: Die Wirbel der Halswirbelsäule werden zueinander bewegt, so dass die Gelenke ihre notwendige Bewegung erhalten.

Kopf zur Seite neigen

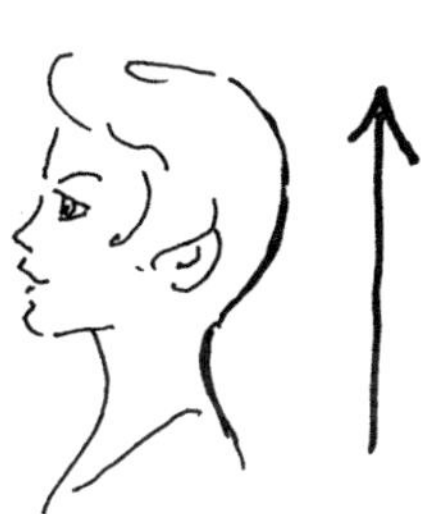

Beschreibung: Schauen Sie geradeaus und neigen Sie den Kopf zur Seite.

Richten Sie ihn ohne Anstrengung wieder auf. Wiederholen Sie diese Übung zur anderen Seite. Lenken Sie Ihre Aufmerksamkeit auf die Bewegung im Brustkorb.

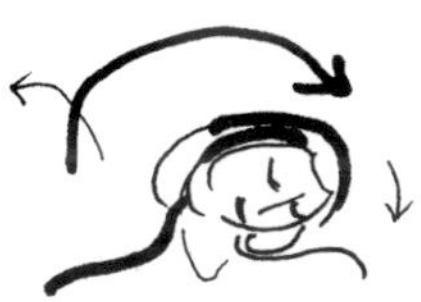

Kopf zur Seite neigen

Anatomie: Dehnt sowohl die Rippenhaltermuskeln als auch den Trapezmuskel. Durch die Bewegung der seitlichen Halsmuskeln und der Halswirbel wird der Kopf passiv von Seite zu Seite bewegt.

Nutzen: Vergrößert die Beweglichkeit der Schulter-Nacken-Verbindung und der seitlichen Beweglichkeit der Wirbelgelenke.

Hüftschwung

Beschreibung: Bewegen Sie die Hüfte zu einer Seite. Verlagern Sie Ihr Gewicht auf ein Bein. Die Knie sind leicht gebeugt. Wiederholen Sie diese Übung zur anderen Seite.

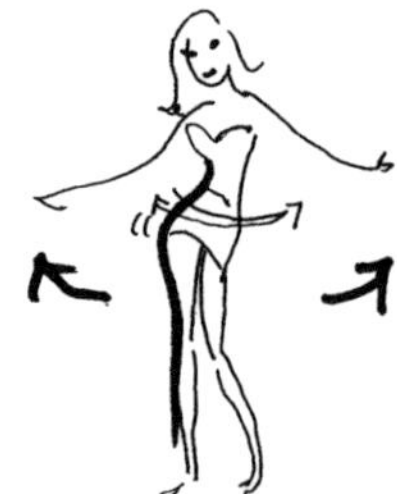

Die fortlaufende Bewegung führt zu einem Hüftschwung.

Anatomie: Dehnt den Oberschenkelbindenspanner und die Gesäßmuskeln.

Nutzen: Freiere Beweglichkeit der Hüfte.

Hüftkreisen

Beschreibung: Kreisen Sie soweit es geht mit den Hüften in alle Richtungen.

Anatomie: Bezieht alle Muskeln des Beckenbereichs ein.

Nutzen: Führt indirekt zur Bewegung der Organe im Beckenbereich. Regt die Durchblutung und die Verdauung an.

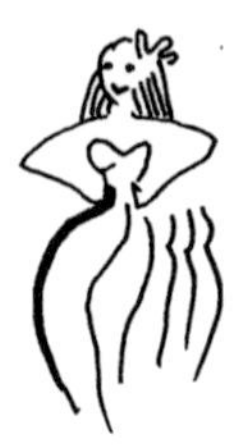

Schritt vorwärts

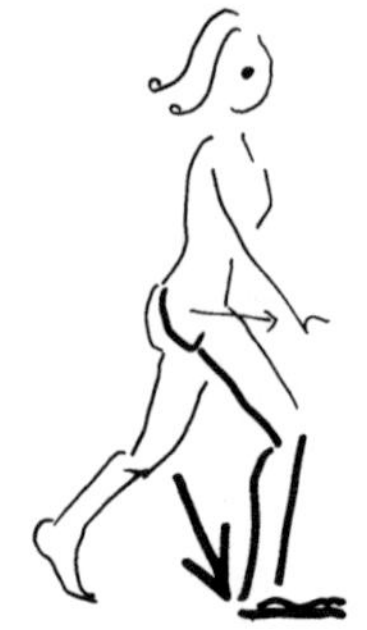

Schritt / Gewichtsverlagerung

Beschreibung: Machen Sie mit dem rechten Bein einen Schritt nach vorne und verlagern Sie Ihr Gewicht indem Sie mit dem hinteren Fuß auf die Spitze gehen. Danach belasten Sie das hintere Bein, indem Sie mit dem vorderen Fuß auf die Ferse gehen. Anschließend führen Sie die Übung mit dem linken Bein beginnend aus.

Anatomie: Bewegt das Kreuz-Darmbein-Gelenk und die Muskeln des Beckenbodens. Löst die Muskeln um das Hüftgelenk.

Nutzen: Führt zu Leichtigkeit in den Bewegungen des Hüftgelenkes.

Schritt vorwärts und zurück

Beschreibung: Machen Sie mit dem Vorderfuß einen Schritt vorwärts und rückwärts. Das Gewicht ist auf dem Standbein. Die Bewegung liegt zwischen Hüfte und Bein.

Anatomie: Bewegt und dehnt den Lenden-Darmbeinmuskel und die Gesäßmuskeln.

Nutzen: Lockert das Hüftgelenk.

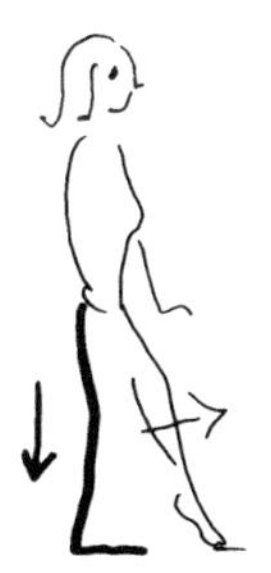

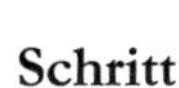

Schritt

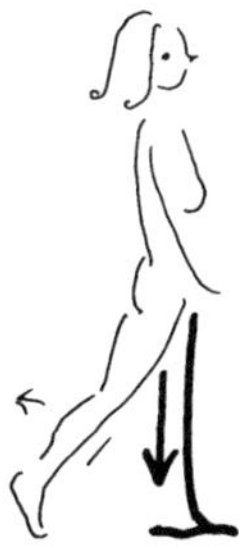

Schritt

Beinschwung vorwärts

Beschreibung: Schwingen Sie das gestreckte Bein von der Hüfte aus nach vorne.

Anatomie: Fördert die Beweglichkeit im Hüftgelenk. Beeinflusst den Hüftbeugemuskel.

Nutzen: Vergrößert die Mobilität des Hüftgelenks. Dehnt die hinteren Oberschenkelmuskeln und stärkt die Hüftbeugemuskeln.

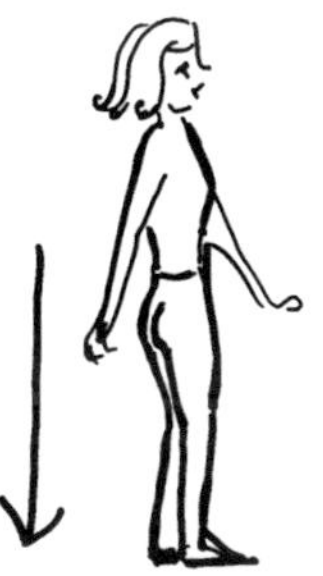

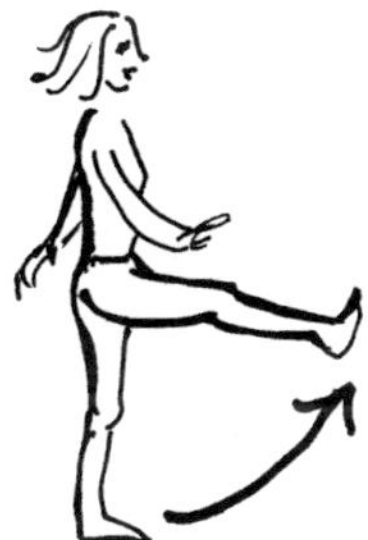

Pendelbewegung rückwärts

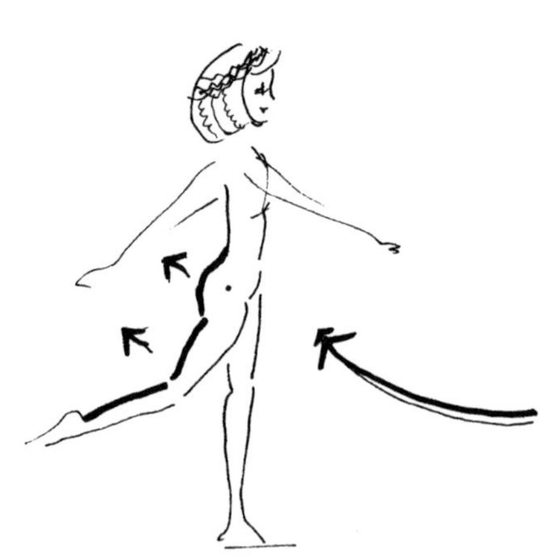

Beschreibung: Schwingen Sie Ihr Bein von der Hüfte aus nach hinten. Halten Sie den unteren Rücken dabei gerade.

Anatomie: Mobilisiert das Hüftgelenk noch intensiver. Dehnt den Lenden-Darmbeinmuskel, die Gesäßmuskeln und stärkt die hinteren Oberschenkelmuskeln.

Nutzen: Bringt mehr Spaß an aktiver Bewegung.

Anheben des Unterschenkels – rückwärts

Beschreibung: Beugen Sie von der Hüfte ausgehend das Knie nach hinten.

Anatomie: Dehnt den Lenden-Darmbeinmuskel und den Brustkorb.

Nutzen: Dehnt die gesamte vordere Körperseite.

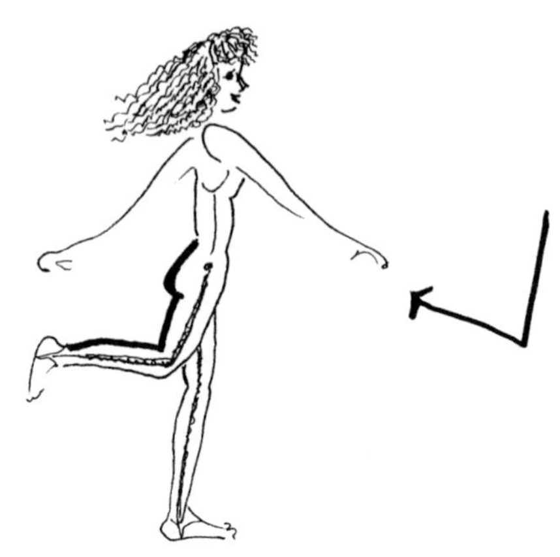

Beckenschwung

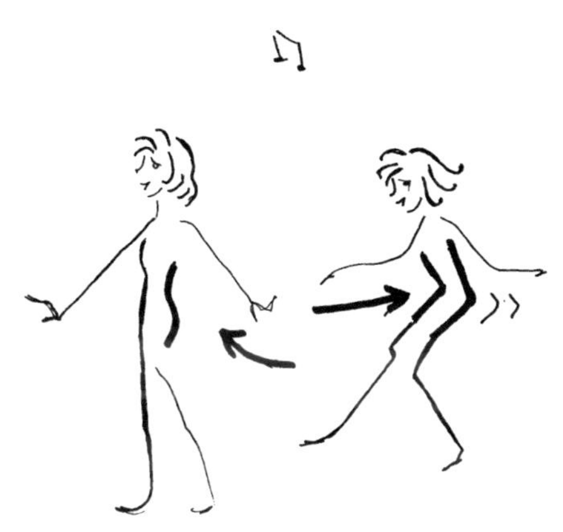

Beschreibung: Machen Sie einen Ausfallschritt nach vorne und eine Sitzbewegung nach hinten. Das Gewicht liegt auf dem hinteren Bein. Verlagern Sie nun das Gewicht des Beckens auf das vordere Bein indem Sie das Hüftgelenk strecken bis Ihr Gewicht genau über dem Becken liegt.

Anatomie: Abwechselnd werden der Lenden-Darmbeinmuskel und die Gesäßmuskeln und das Hüftgelenk angespannt und entspannt.

Nutzen: Bringt das Becken in die bestmögliche Position, um den Körper beim Gehen zu unterstützen. Erlaubt eine freie Bewegung in den Hüftgelenken. Es handelt sich um die elementare Gehbewegung.

Knie – Twist

Beschreibung: Gehen Sie leicht in die Hocke und lassen Sie die Knie von Seite zu Seite schwingen.

Anatomie: Bewegt die Gesäßmuskeln, den Oberschenkelbindenspanner und den Lenden-Darmbeinmuskel sowie die schrägen Bauchmuskeln.

Nutzen: Freude an der Bewegung.

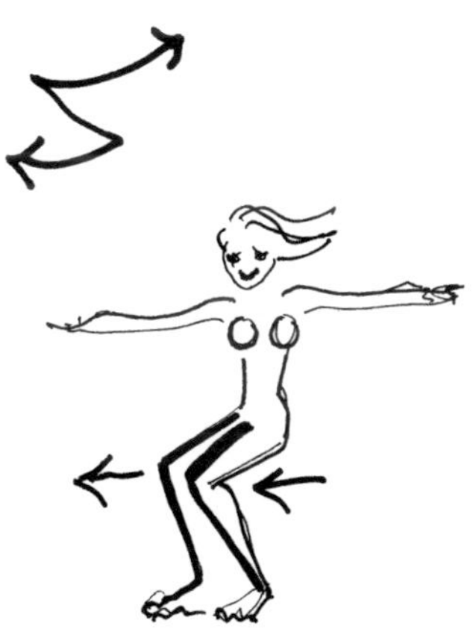

Zehen- und Fersen – Twist

Beschreibung: Drehen Sie das Hüftgelenk ein- und auswärts, indem Sie die Zehen bzw. die Fersen soweit wie möglich nach innen bzw. außen bringen. Die Hüfte bleibt nach vorne ausgerichtet.

Anatomie: Erreicht alle Muskeln zwischen Bein und Becken sowie einige tiefe Beckenmuskeln.

Nutzen: Lockert die Muskulatur um das Hüftgelenk. Stimuliert die inneren Beckenmuskeln, die die Geschlechtsorgane und die Verdauungsorgane stützen.

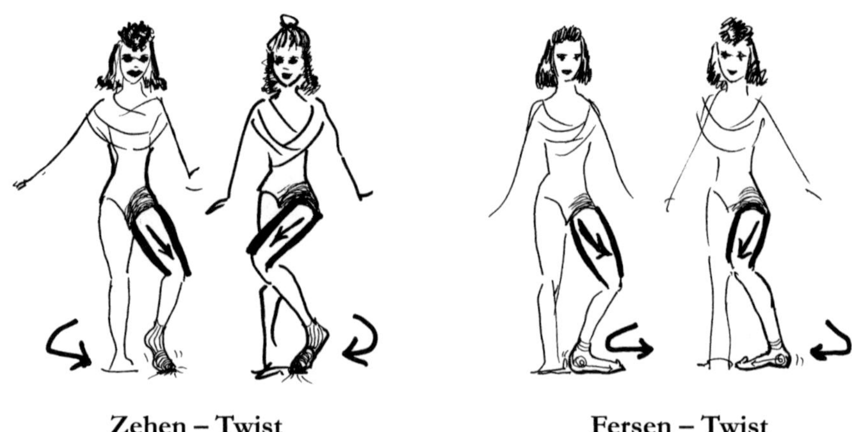

Zehen – Twist **Fersen – Twist**

Anheben der Fersen

Beschreibung: Verlagern Sie abwechselnd Ihr Gewicht auf ein Bein und heben Sie die Ferse des anderen Beines an. Die Zehen bleiben auf dem Boden.

Anatomie: Lockert die kleinen Gelenke des Fußes.

Nutzen: Leitet weitere Übungen für die Füße ein.

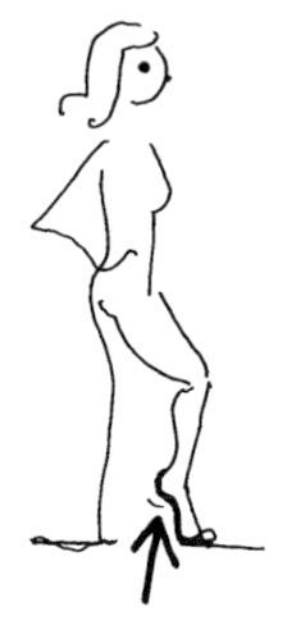

Weinranke

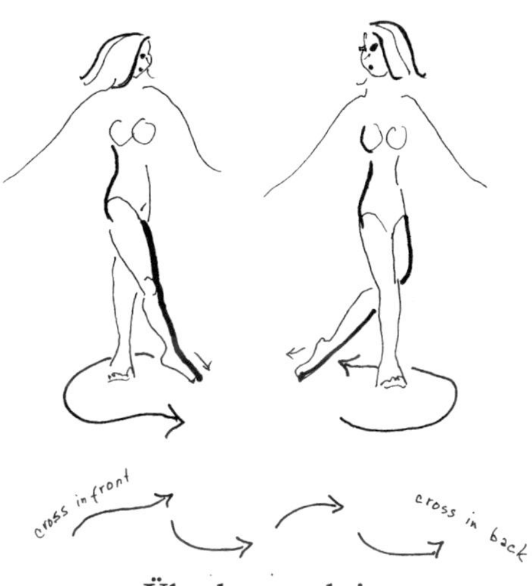

Überkreuzschritte
nach vorne **nach hinten**

Beschreibung: Heben Sie ein Bein an und machen Sie einen Überkreuzschritt abwechselnd vor- seit- und rückwärts.

Anatomie: Erweitert den Bewegungsspielraum im Becken sowie zwischen Bein und Becken; bewegt die Gesäßmuskeln, die Hüftbeuge- und Hüftstreckmuskeln, ebenso wie das Kreuz-Darmbein-Gelenk. Gleichzeitig wird eine Gegenbewegung im oberen Rumpf (Brust- und Schulterbereich) erzeugt.

Nutzen: Vergrößert die Atemkapazität. Verbindet Brust- und Beckenbewegungen. Macht viel Spaß.

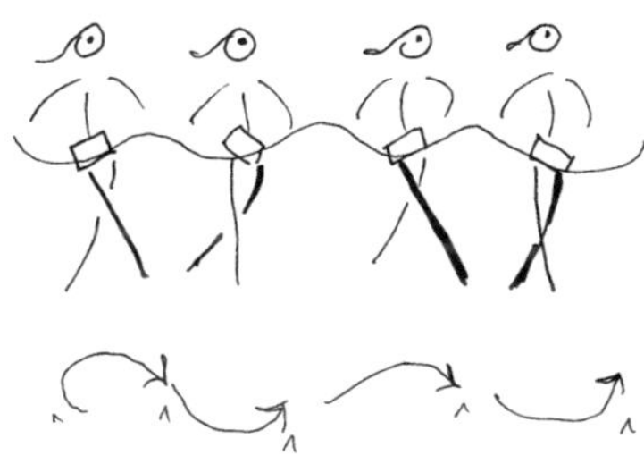

Die Gruppe bildet einen Kreis um die Weinranke zu machen. Es handelt sich um eine Beinbewegung, die auch den oberen Körper mit einbezieht. Diese Bewegung wird zu einem Tanz.

Ausruhen

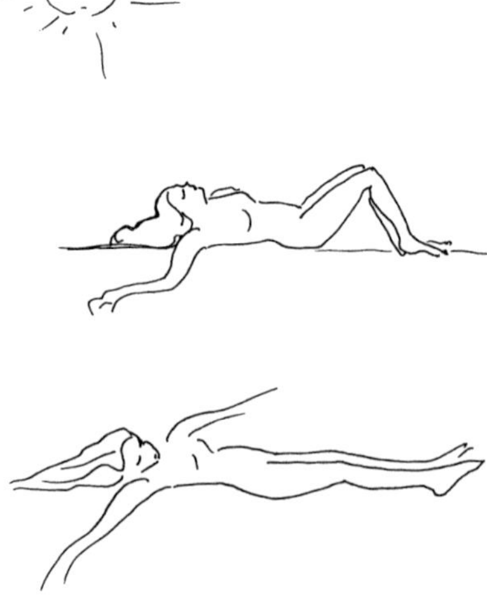

Beschreibung: Legen Sie sich mit ausgestreckten oder angewinkelten Beinen auf den Rücken. Lassen Sie den Rücken ganz auf dem Boden ankommen und geben Sie das Gewicht des Körpers an den Boden ab. Erlauben Sie dem Brustkorb sich zu weiten und dem Atem frei zu fließen. Der Hals soll sich strecken dürfen. Der Kopf liegt ohne jede Anspannung auf dem Boden.

Anatomie: Das Zwerchfell kann frei schwingen und der Bauch sich völlig entspannen.

Nutzen: Das sich Bewusstwerden des Nichtstuns, dem Liegen ohne jegliche Aktivität.

Schulterbrücke

Beschreibung: Legen Sie sich mit angewinkelten Knien hin. Die Füße bleiben am Boden. Entspannen Sie die Schenkelmuskeln. Die Bewegung geht vom Hüftgelenk aus. Heben Sie nun das Gesäß an, indem Sie die Hüften so weit wie möglich nach oben bringen. Legen Sie sich anschließend – Wirbel für Wirbel – wieder auf den Boden.

Anatomie: Diese Bewegung dient dem Kreuzbein und allen Rückenwirbeln, die sich voneinander weg und aufeinander zu bewegen.

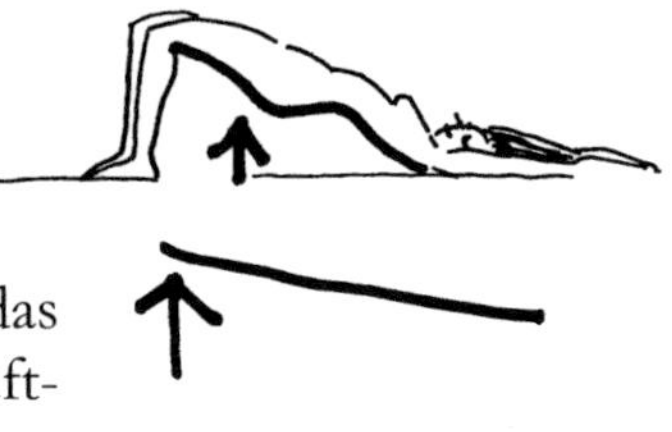

Nutzen: Schafft Beweglichkeit rund um das Kreuz-Darmbein-Gelenk und um das Hüftgelenk.

Drehung der Wirbelsäule

Beschreibung: Legen Sie sich mit angewinkelten Knien auf den Rücken. Die Füße bleiben am Boden. Führen Sie beide Knie auf eine Seite und drehen Sie gleichzeitig den Kopf in die entgegengesetzte Richtung. Danach wechseln Sie die Richtung. Die Arme sind auf Schulterhöhe horizontal ausgestreckt.

Anatomie: Erreicht den Rückenstreckermuskel. Belebt die gesamte Wirbelsäule.

Nutzen: Aktiviert das Hüftgelenk, die schrägen Bauchmuskeln und die Rückenmuskulatur.

Übungsreihe für Bauch- und hintere Oberschenkelmuskeln

1. Ein Bein gestreckt

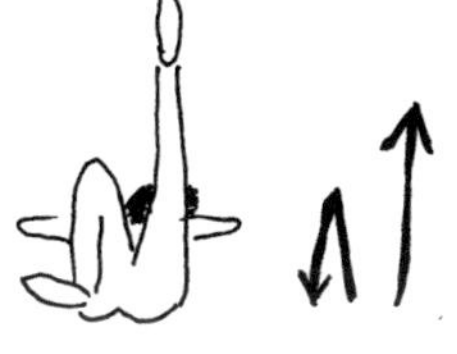

Beschreibung: Legen Sie sich mit angewinkelten Knien auf den Rücken. Die Füße bleiben am Boden. Winkeln Sie ein Bein an, bringen es zur Brust und strecken es dann aus. Dehnen Sie es zur Decke hin und machen Sie eine leichte Wipp-Bewegung Richtung Kopf. Beugen Sie nun das Knie und kehren Sie in die Ausgangsstellung zurück. Die Übung wird mit dem anderen Bein wiederholt.

Anatomie: Dehnt die hinteren Oberschenkelmuskeln und die Gesäßmuskeln.

Nutzen: Streckt den unteren Rücken.

2. Beide Beine gestreckt

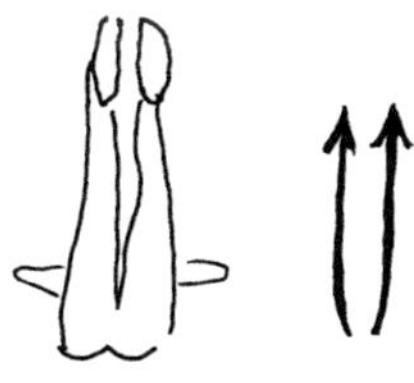

Beschreibung: Winkeln Sie nacheinander ein Bein, dann das andere an. Strecken Sie nun ein Bein nach dem anderen zur Decke und wippen Sie leicht mit beiden Beinen Richtung Kopf. Beugen Sie anschließend ein Bein nach dem anderen wieder ab und kehren Sie in die Ausgangsposition zurück.

Anatomie: Dehnt den unteren Rücken. Vergrößert die Beweglichkeit im Lendenwirbelbereich.

Nutzen: Wirkt Bandscheibenproblemen entgegen.

3. Kniekreisen

Beschreibung: Ziehen Sie nacheinander die Knie zur Brust. Beschreiben Sie nun mit beiden Knien drei Kreise in jede Richtung und kehren Sie zur Ausgangsposition zurück.

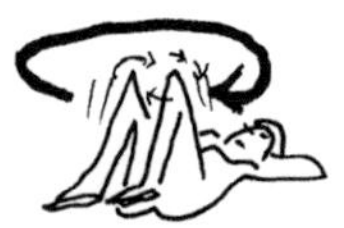

Anatomie: Beansprucht die Bauchmuskeln.

Nutzen: Kräftigt die Organe im Unterleib.

4. „Cable car" im Liegen

Beschreibung: Bringen Sie beide Knie zur Brust und legen Sie eine Hand auf jedes Knie. Strecken Sie abwechselnd ein Knie aus und ziehen Sie gleichzeitig das andere zu sich heran. Die Bewegung geht von den Händen, nicht von den Beinen aus. Sie wird im Brustbereich und den Hüftgelenken wahrgenommen.

Anatomie: Dehnt die Gesäßmuskeln und den unteren Rücken. Mobilisiert Hals und Schultern.

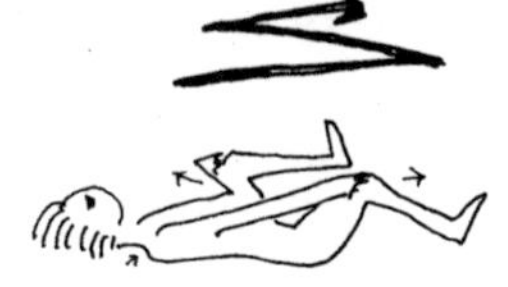

Nutzen: Erhöht die Beweglichkeit des Nackens, der Schultern und der Hüftgelenke.

„Cable car" ist die Kabelstraßenbahn in San Franzisko. Diese Übung wurde nach ihr benannt.

Anhebung der Beine in Seitenlage

Beschreibung: Rollen Sie sich auf eine Seite und stützen Sie sich mit einer Handfläche vor dem Körper ab. Der Kopf ruht auf dem anderen, etwas nach oben liegenden Arm. Die Beine werden nun – parallel zueinander – ausgestreckt und gleichzeitig vom Boden abgehoben.

Anatomie: Bezieht alle Bauch- und Unterleibsmuskeln mit ein. Diese tragen und stützen die inneren Organe und stärken die oberen Bauchmuskeln.

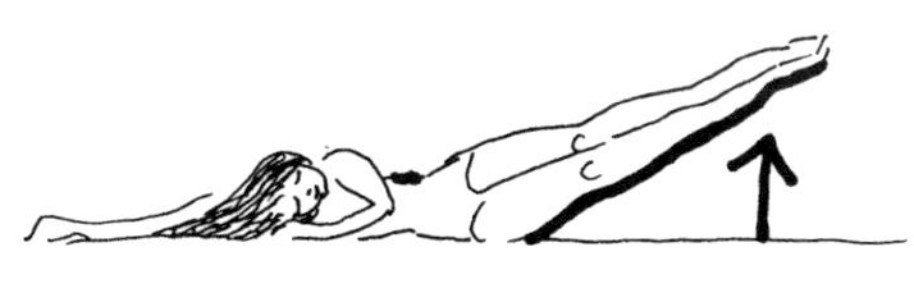

Nutzen: Ist hilfreich bei Rückenschmerzen und nach einer Entbindung.

Beinkreisen

Beschreibung: Legen Sie sich auf den Rücken und strecken Sie ein Bein nach dem anderen zur Decke hin aus. Machen Sie mit beiden Beinen zuerst kleine und dann größere Kreise, dreimal in jede Richtung.

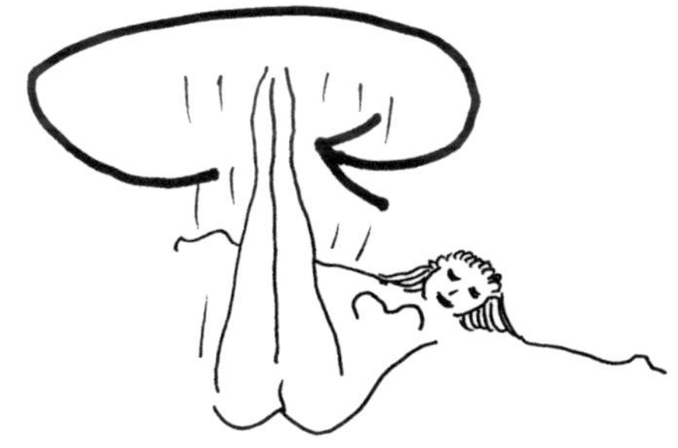

Anatomie: Stärkt die schrägen Bauchmuskeln.

Nutzen: Stärkt die Haltemuskulatur.

Übungsreihe für die Füße

Bei der Fortbewegung spielen die Füße die größte Rolle. Sie tragen unser Gewicht und verbinden uns mit der Erde. Nirgendwo im Körper befinden sich mehr Gelenke auf so kleinem Raum. Jedes Gelenk benötigt genügend eigenen Spielraum damit die Füße ihre Aufgaben erfüllen können. Die Füße erlauben eine federnde Vorwärtsbewegung und fangen uns beim Springen ab. Im Stehen beeinflussen sie die Ausrichtung des gesamten Körpers.

Kreisen der Fußgelenke

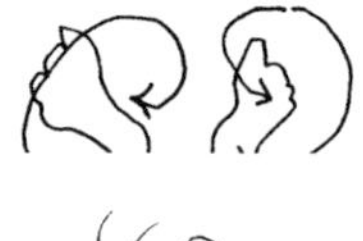

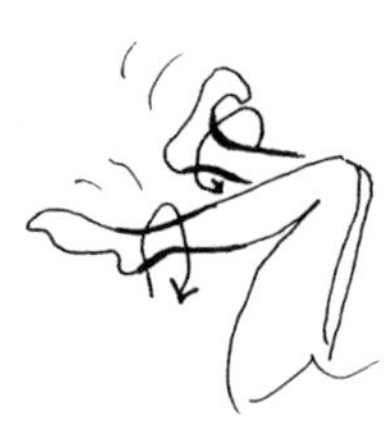

Beschreibung: Legen Sie sich auf den Rücken. Winkeln Sie die Knie und die Oberschenkel im 90° Winkel an und kreisen Sie mit den Fußgelenken in beide Richtungen.

Anatomie: Bewegt die Muskeln des Unterschenkels und Fußes.

Nutzen: Lockert die Muskeln, die dazu neigen, die Fußgelenke zu versteifen.

Ein- und Auswärtsbewegung der Füße

Beschreibung: Legen Sie sich mit ausgestreckten, etwas gespreizten Beinen auf den Boden und drehen Sie die Füße gegenläufig ein- und auswärts. Hierdurch entsteht eine Bewegung im Hüftgelenk.

Anatomie: Drehung der Beine im Hüftgelenk.

Nutzen: „Schmiert" das Hüftgelenk.

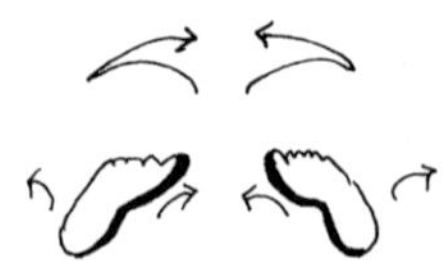

Zueinander, auseinander

Parallelbewegung der Füße

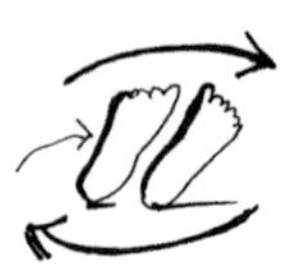

Beschreibung: Machen Sie die gleiche Übung mit sich parallel bewegenden Beinen und Füßen.

Anatomie: Drehung der Beine im Hüftgelenk.

Nutzen: „Schmiert" das Hüftgelenk.

Übung mit umarmten Knien

Beschreibung: Beugen Sie die Knie und ziehen Sie sie Richtung Brustkorb. Umfassen Sie sie mit beiden Armen gleichzeitig. Rollen Sie jetzt vorwärts und rückwärts und anschließend von Seite zu Seite. Der untere Rücken befindet sich in einer total geschützten Position. Wir können all diese Bewegungen machen ohne den Rücken zu strapazieren.

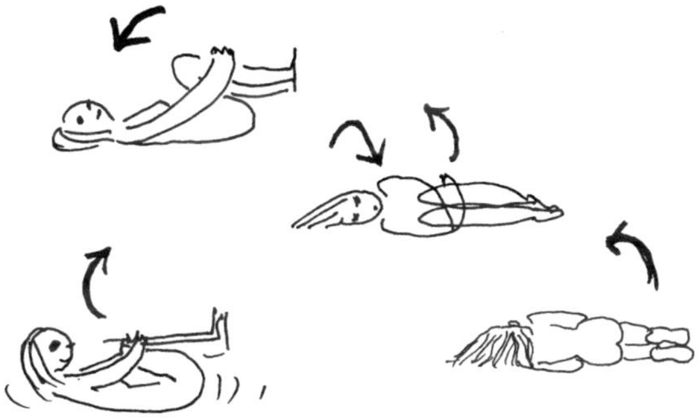

Anatomie: Bewegt den unteren Rücken.

Nutzen: Durch die Aktivierung der Wirbel zueinander, während des Rollens von Seite zu Seite werden das Kreuz-Darmbein-Gelenk und die Hüftgelenke angesprochen. Alle Muskeln um die Hüftgelenke herum werden sanft bewegt.

Wippe

Beschreibung: Auf dem Boden liegend strecken Sie ein Bein zur Decke und umfassen das andere, gebeugte Knie mit beiden Händen. Nun können Sie ohne Anstrengung bis zu den Schulterblättern schaukeln, weil das Gewicht des ausgestreckten Beines Sie mit nach vorne nimmt. Ihre Schwungkraft bringt Sie wieder zum Sitzen. Das ausgestreckte Bein dient dabei als Hebel. Wiederholen Sie die Übung mit dem anderen Bein.

Anatomie: Bewegt den unteren Rücken.

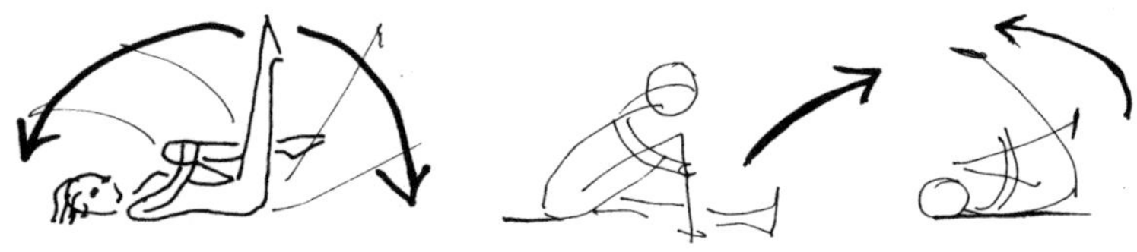

Nutzen: Es ist eine der besten Übungen zur Entspannung des Rückens.

Streckung des unteren Rückens

Beschreibung: Auf dem Boden sitzend strecken Sie die Hände zu den Füßen. Wippen Sie leicht im Hüftgelenk vor- und zurück, bis Ihre Hände die Zehen berühren oder sich den Zehen nähern.

Anatomie: Streckt den unteren Rücken und die hinteren Oberschenkelmuskeln.

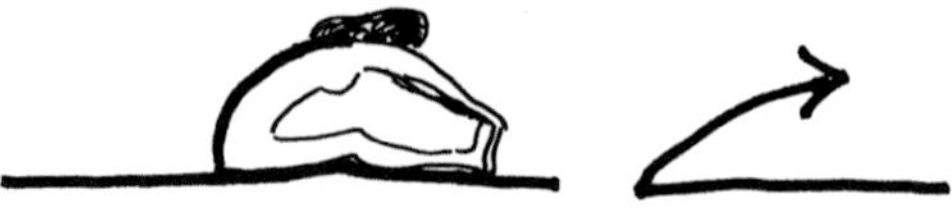

Nutzen: Diese Muskelbereiche werden dazu angeregt, wieder ihre optimale Leistungsfähigkeit zu erreichen.

Schulterstand

Beschreibung: Legen Sie sich auf den Rücken, heben Sie das Gesäß und strecken Sie beide Beine zur Decke bis das Gewicht auf den Schultern ruht.

Anatomie: Dehnt den unteren Rücken. Kräftigt die Haltemuskulatur, insbesondere die Bauchmuskeln und den quadratischen Lendenmuskel.

Nutzen: Eine Übung zur Stärkung der Haltemuskulatur.

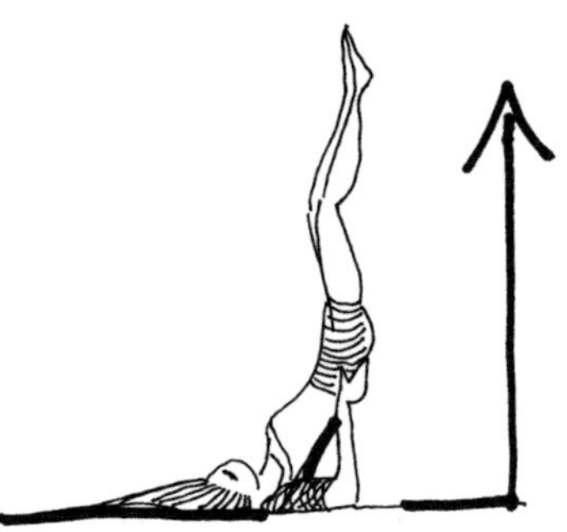

Pflug

Beschreibung: Vom Schulterstand ausgehend führen Sie erst ein Bein, dann das andere hinter Ihren Kopf. Die gestreckten Füße zeigen Richtung Boden. Mit entspanntem Zwerchfell gelingt es, mit den Fußspitzen den Boden zu berühren.

Anatomie: Dehnt die Rückenstreckermuskeln in der ganzen Länge. Bezieht die große und kleine Muskulatur mit ein, weil die Wirbelsäule Wirbel für Wirbel abgelegt werden muss, um diese Dehnung zu erreichen. Das Zwerchfell und die Bauchmuskeln sollten entspannt sein. Während Sie in die Ausgangsposition zurückkehren, werden die Haltemuskeln nochmals trainiert. Nachdem Sie sich wieder aufgerichtet haben, versuchen Sie – bei ausgestreckten Beinen – mit den Fingerspitzen die Zehen zu erreichen. Nun spüren Sie das gesamte Ausmaß dieser Dehnung, denn Sie werden jetzt viel weiter reichen können als zu Beginn.

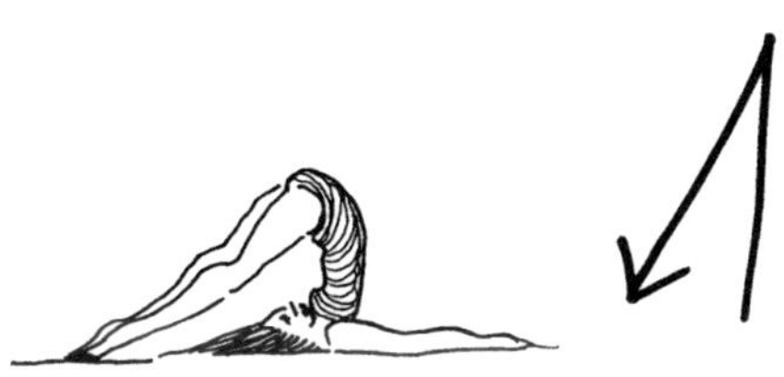

Nutzen: Streckt die gesamte Wirbelsäule; ein leichtes passives Dehnen.

Scheibenwischer

Beschreibung: Legen Sie sich auf den Bauch; die Knie sind angewinkelt, der Kopf ruht auf den Händen. Lassen Sie beide Unterschenkel wie einen Scheibenwischer von Seite zu Seite fallen.

Anatomie: Dehnt die Muskeln, die dem Hüftgelenk die Rotationsbewegungen ermöglichen, besonders den Lenden-Darmbeinmuskel. Entspannt den mittleren Rücken da, wo dieser Muskel seinen Ursprung hat.

Nutzen: Dies ist eine leichte Lockerungsübung für den Lenden-Darmbeinmuskel und die umliegenden Muskeln. Auch das Zwerchfell wird beeinflusst.

Anheben der Knie

Beschreibung: Legen Sie sich auf den Bauch; die Knie sind angewinkelt und der Kopf ruht auf den Händen. Heben und senken Sie abwechselnd jeweils ein Knie leicht in Richtung Decke.

Anatomie: Eine Dehnung für die Bauchmuskeln, den Lenden-Darmbeinmuskel und die geraden Oberschenkel-Muskeln.

Nutzen: Dehnt und entspannt die Beugemuskeln der Hüfte.

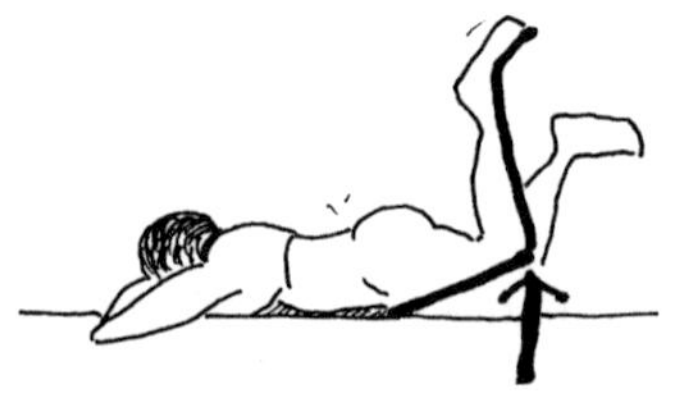

Anheben der Knie

Anheben der Beine

Beschreibung: Legen Sie sich mit ausgestreckten Beinen auf den Bauch; der Kopf ruht auf den Händen. Heben Sie abwechselnd je ein gestrecktes Bein leicht an.

Anatomie: Dehnt die Beugemuskeln und lässt die Streckmuskeln arbeiten.

Nutzen: Dehnt die Vorderseite der Hüfte und stärkt die Streckmuskeln.

Anheben der Beine

Fersenschwung

Beschreibung: Legen Sie sich auf den Bauch; die Knie sind angewinkelt, der Kopf ruht auf den Händen. Schwingen Sie die Fersen aus- und zueinander, so dass sich die Unterschenkel überkreuzen.

Anatomie: Dehnt die Oberschenkelanzieher-Muskelgruppe und die tiefliegenden Muskeln, die dem Hüftgelenk die Drehbewegungen ermöglichen.

Nutzen: Löst Spannungen in den Adduktoren.

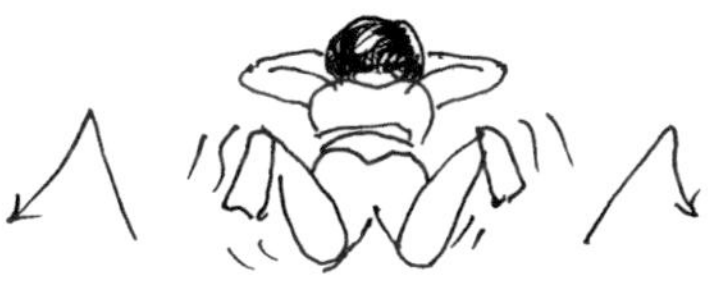

Auf dem Bauch liegend - Fersenschwung

Kapitel 4

Sequenzen

Eine Sequenz ist eine Bewegungsreihe, deren Ziel es ist, einen bestimmten Körperbereich zu mobilisieren, um ihn dann wieder in die Bewegungen der anderen Körperteile zu integrieren. Wir wählen unter den folgenden Sequenzen einige mit einer bestimmten Zielsetzung aus. All diese Bewegungen ermöglichen es uns auch im Alter beweglich zu bleiben.

Weiten der Brust

1. Ein Partner sitzt auf dem Boden, der andere Partner steht hinter ihm und drückt mit leicht gebeugten Knien gegen den Rücken des sitzenden Partners.
2. Der stehende Partner: Drücken Sie Ihre Knie leicht gegen den Rücken Ihres Partners, schaukeln Sie ihn vor und zurück. Indem Ihre Knie sich langsam am Rücken herauf und herunter bewegen, bekommt Ihr Partner eine kleine Massage.
3. Halten Sie die Hände Ihres Partners. Bewegen Sie Ihre Arme mit leicht angewinkelten Ellenbogen nach außen. Sie bewegen die Arme Ihres Partners etwas auseinander und drehen seinen Rumpf von Seite zu Seite, um Bewegung und Dehnung in der Brust zu erreichen.

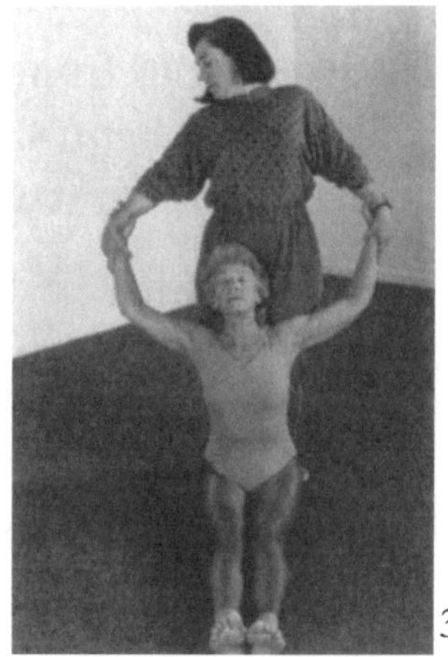

3.

4. In derselben Stellung bewegen Sie nun seine Arme nach hinten und nach vorne; die Brust wird dabei noch weiter gedehnt.

5. Mit lockeren Ellenbogen seitlich auf Schulterhöhe, ziehen Sie einen Arm nach oben und strecken ihn, um diese Seite seines Körpers zu verlängern. Wechseln Sie zum anderen Arm.
6. Legen Sie seine Arme wieder ab.
7. Legen Sie beide Hände auf seine Schultern und drücken Sie die Schultern leicht nach unten.
8. Ihre Hände liegen noch auf den Schultern ihres Partners. Sie ziehen die Schultern sanft nach hinten, um seine Brust zu dehnen.
9. Schaukeln Sie Ihren Partner nach vorne, indem Sie mit den Händen von den Schultern zum unteren Rücken wandern und ihn mehrmals leicht nach vorne wippen. Dann kommen Sie zu den Schultern zurück. Dabei werden der untere Rücken und das Hüftgelenk gebeugt.
10. Sie stellen sich vor Ihren Partner, der die Knie angezogen hat, nehmen seine Hände und ziehen ihn hoch in den Stand.
11. Am Ende strecken Sie Hände und Arme hoch in die Luft in eine große Dehnung.
12. Beide Partner tauschen ihre Plätze und wiederholen die komplette Sequenz.

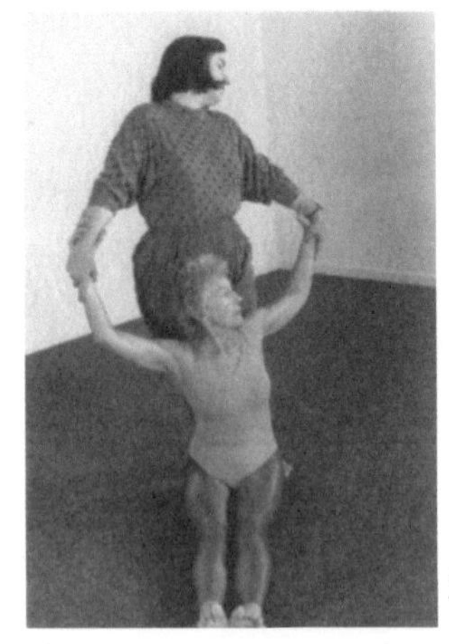

3.

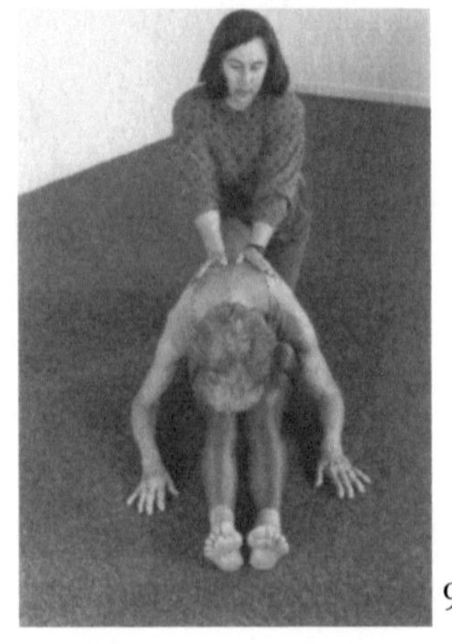

9.

Diese Sequenz dehnt den oberen Teil der Brust und stimuliert das Zwerchfell durch die Dehnung der Brustmuskeln.

Schultergelenke und Brust (Rosen-Movement mit dem Schal)

1. Die Teilnehmer benötigen einen 1,5 bis 1,8 m langen Schal. Er sollte während der gesamten Sequenz gespannt gehalten werden.
2. Halten Sie den Schal an beiden Enden und spannen Sie ihn so weit Sie können. Heben Sie den gespannten Schal nach oben und etwas hinter den Kopf. Senken Sie Ihre Arme wieder. Diese Bewegung erzeugt eine Vorwärtsbeugung des Schultergelenks.
3. Heben Sie Ihre Arme über den Kopf. Während der Oberkörper zentriert bleibt drehen Sie den Schultergürtel dreimal zu jeder Seite. Die Schulterblätter drehen sich mit. Dann senken Sie Ihre Arme.
4. Ruhen Sie einen Moment aus.
5. Strecken Sie wieder Ihre Arme über den Kopf möglichst weit auseinander. Behalten Sie diese Armstellung bei und neigen Sie Ihren Körper zu einer Seite und dann zur anderen. Wiederholen Sie das dreimal. Senken Sie Ihre Arme. Diese Bewegung dehnt die Verbindungen zwischen der Taille, der Schulter und dem Becken.

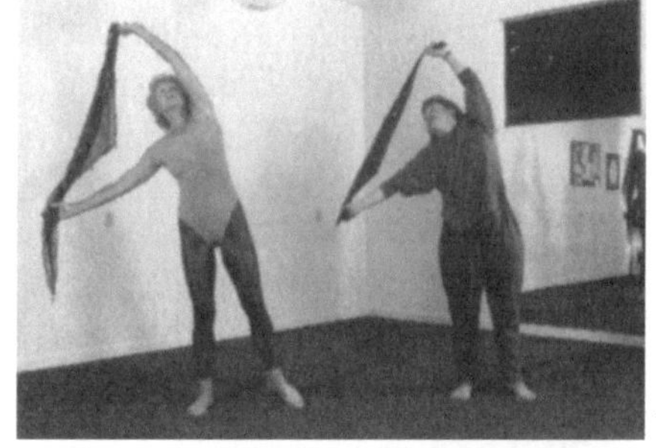

5.

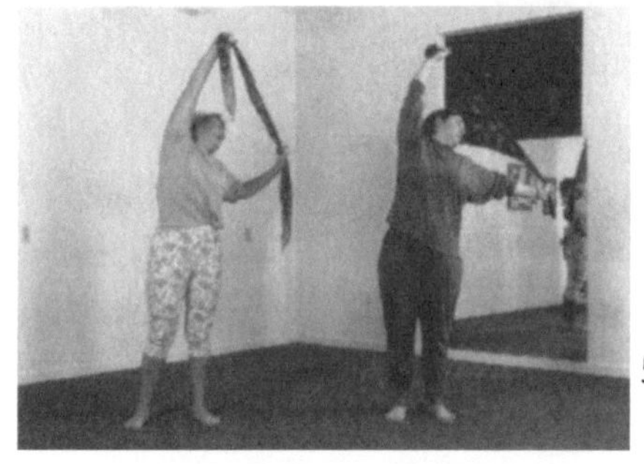

5.

6. Halten Sie den Schal mit ausgestreckten Armen vor dem Körper.. Senken Sie den linken Arm nach unten und heben Sie den rechten Arm hoch, je dreimal im Wechsel.
7. Halten Sie das Tuch gespannt und strecken Sie beide Arme zu einer Seite aus, ein Arm ist oben, der andere unten; drehen Sie den Kopf und schauen Sie durch die Arme hindurch. Sie sollten jetzt eine Dehnung in Ihrem Brustkorb spüren.

8. Schauen Sie nach vorne und setzten Sie die Bewegung fort, indem Sie mit einem Arm über dem Kopf kreisen und den anderen folgen lassen.

9. Strecken Sie die Arme mit dem gespannten Tuch nach vorne, heben Sie es über den Kopf; senken Sie es hinter dem Körper nach unten. Machen Sie dasselbe von hinten nach vorn und wiederholen Sie es langsam dreimal.

10. Lassen Sie Ihre Arme vor sich sinken und steigen Sie über das Tuch. Führen Sie es hinter dem Rücken nach oben, über den Kopf und vor dem Körper wieder nach unten. Wiederholen Sie das.

11. Bringen Sie das Tuch hinter den Körper und heben Sie es hoch so weit Sie können.

12. Beugen Sie sich zusätzlich im Hüftgelenk ab um Ihre Arme so weit wie möglich heben zu können. Machen Sie mit den Armen eine Dehnbewegung von Seite zu Seite.

13. Kommen Sie langsam zum Stehen.

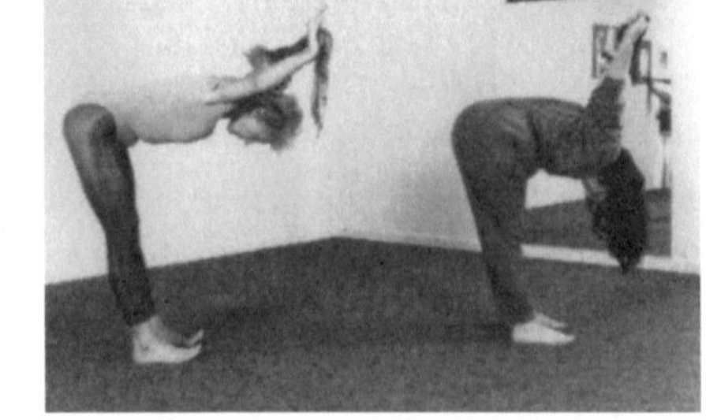

12.

14. Ruhen Sie einen Moment aus.

15. Halten Sie das Tuch in einer Hand und schwingen Sie es in kleinen Kreisen in Schulterhöhe. Schwingen Sie es zuerst vom Handgelenk aus. Dann nehmen Sie den Ellenbogen dazu und lassen den Kreis immer größer werden, bis am Ende der ganze Arm das Tuch wie ein Lasso über dem Kopf schwingt.

Es macht mehr Spaß sich mit einem Gegenstand zu dehnen. Sie können sich ein wenig weiter dehnen, wenn sie das Tuch weiter außen an den Enden halten.

Kopfstrecken für den Nacken

Bei diesen Bewegungen bleibt der sitzende Partner passiv. Er sollte sich völlig entspannen und zulassen, dass seine Gliedmaßen vom stehenden Partner bewegt werden.

Die Übungen sollten mit großer Behutsamkeit ausgeführt werden.

1. Ein Partner sitzt, der andere steht hinter ihm und stützt mit seinen Knien den Rücken des Sitzenden.
2. Der stehende Partner: Halten Sie mit den Händen den Kopf Ihres Partners an beiden Seiten und lassen Sie ihn leicht kreisen.
3. Neigen Sie seinen Kopf ein bisschen von Seite zu Seite.
4. Gehen Sie mit Ihren Fingerkuppen an den Schädelrand. Heben und senken Sie seinen Kopf einige Male ganz geringfügig.
5. Bleiben Sie mit einer Hand unter dem Schädelrand und legen Sie die andere unter das Kinn. Heben und senken Sie seinen Kopf einige Male sehr behutsam.
6. Halten Sie mit den Händen seinen Kopf an beiden Seiten. Heben Sie seinen Kopf an und wenden Sie ihn zu einer Seite und zurück zur Mitte. Heben und wenden Sie ihn zur anderen Seite und

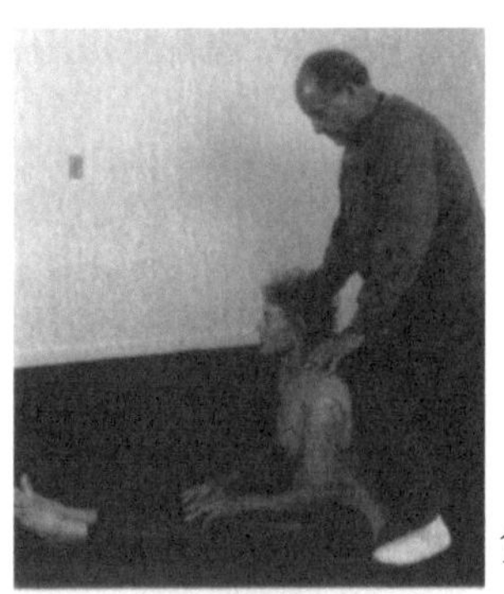

1.

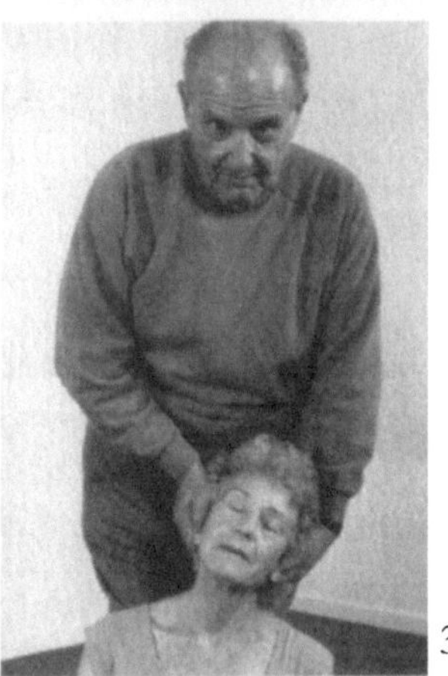

3.

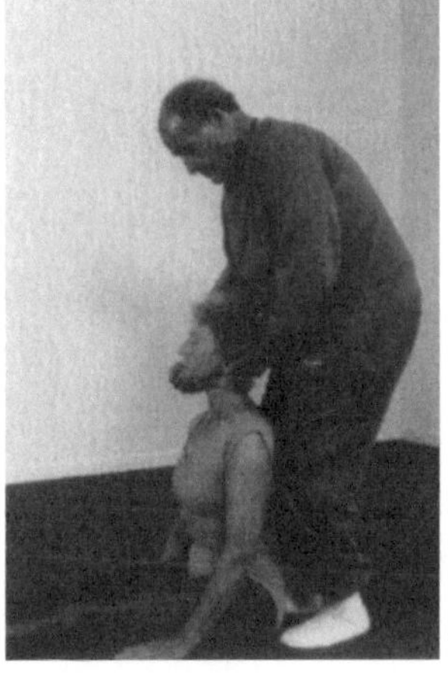

5.

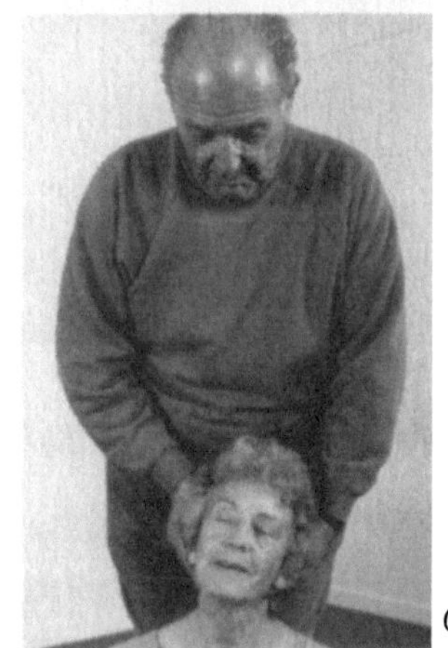

6.

zurück zur Mitte. Ruhen Sie aus. Wiederholen Sie das Ganze einige Male sehr langsam.

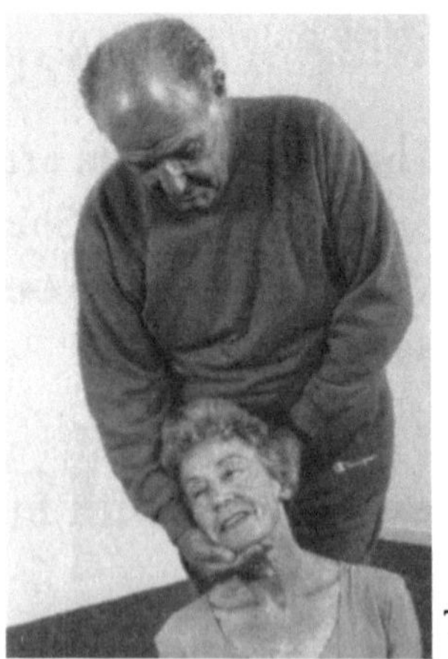

7.

7. Neigen Sie seinen Kopf in Richtung Schulter, dann bringen Sie ihn zurück zur Mitte. Neigen Sie seinen Kopf langsam zur anderen Seite. Wiederholen Sie das einige Male.
8. Halten Sie den Kopf Ihres Partners mit beiden Händen und bewegen Sie ihn in alle Richtungen.
9. Legen Sie eine Hand unter den Schädelrand und die andere Hand auf die Stirn. Nicken Sie mit seinem Kopf vor und zurück.
10. Beugen Sie Ihre Knie an den Rücken Ihres Partners gelehnt, und schaukeln Sie ihn wiederholt leicht nach vorne.
11. Fahren Sie damit fort und ziehen Sie mit Ihren Händen die Schultern Ihres Partners sanft nach hinten.
12. Drücken Sie seine Schultern nach vorne, sein Kopf sollte entspannt sein. Der sitzende Partner kann seine Arme nach vorne strecken, um seine Zehen zu berühren.
13. Legen Sie Ihre Hand auf den Hinterkopf Ihres Partners und geben Sie ihm Halt während er nach hinten auf den Boden sinkt. Der sitzende Partner versucht zu entspannen und überlässt Ihnen sein volles Gewicht.
14. Legen Sie sich neben Ihrem Partner auf dem Boden und lassen Sie Ihren Atem fließen.

Die freie Bewegung des Nacken- und Schulterbereichs dient dem Wohlbefinden. Diese Sequenz hilft, den Kopf frei zu bekommen.

Nacken-Sequenz

Viele Menschen klagen über einen steifen Nacken. Dann sind diese Bewegungen sehr hilfreich. Die langsamen, dehnenden Bewegungen erreichen viele Muskeln, die den Nacken mit dem Brustkorb und dem Schultergürtel verbinden.

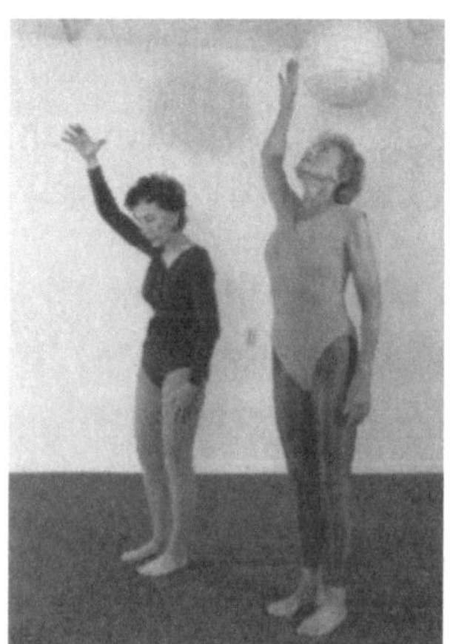

1.
2.
3.

1. Beginnen Sie im Stehen. Bringen Sie einen Arm nach oben und hinter das Ohr. Wiederholung mit dem anderen Arm.
2. Wiederholen Sie diese Bewegung mit eingefallener Brust. Berühren Sie das Brustbein mit der anderen Hand und spüren Sie, wie weit sich Ihr Arm jetzt bewegen kann. Wiederholung mit dem anderen Arm.
3. Nehmen Sie wieder Ihre normale Position ein und bewegen Sie einen Arm nach hinten, wie beim ersten Mal.

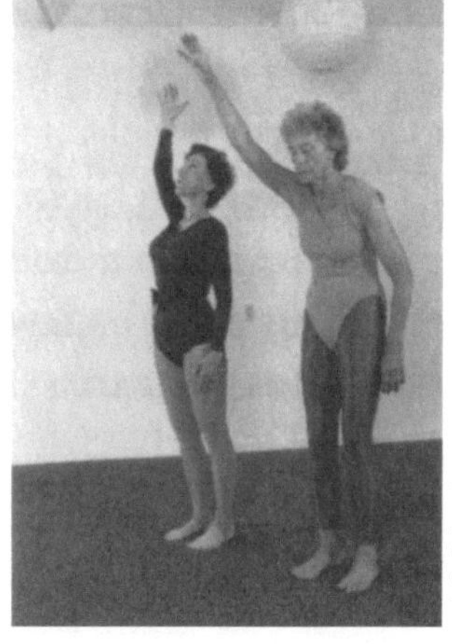

1.
2.
3.

4. Berühren Sie das Brustbein mit beiden Händen. Bewegen Sie Ihre Ellenbogen nach oben und unten.
5. Bewegen Sie einen Ellenbogen so weit wie möglich nach hinten. Kommen Sie zurück zur Mitte. Bewegen Sie den anderen Ellenbogen nach hinten und kommen Sie zurück zur Mitte. Spüren Sie die Bewegung im Schultergürtel und in der oberen Brust.
6. Bewegen Sie beide Ellenbogen gemeinsam nach hinten und nach vorne.
7. Legen Sie Ihre Hände auf das Schlüsselbein, heben Sie die Schultern und lassen Sie sie wieder sinken. Spüren Sie die Bewegung Ihres Schlüsselbeines.
8. Die Hände liegen auf dem Schlüsselbein, der Ellenbogen führt. Bewegen Sie die rechte Schulter nach vorne und drehen Sie den oberen

Rumpf und die linke Schulter nach hinten. Dann bringen Sie die linke Schulter zur Mitte. Kehren Sie die Bewegung um. Sie werden eine Dehnung um das Schlüsselbein und den Schultergürtel herum spüren.

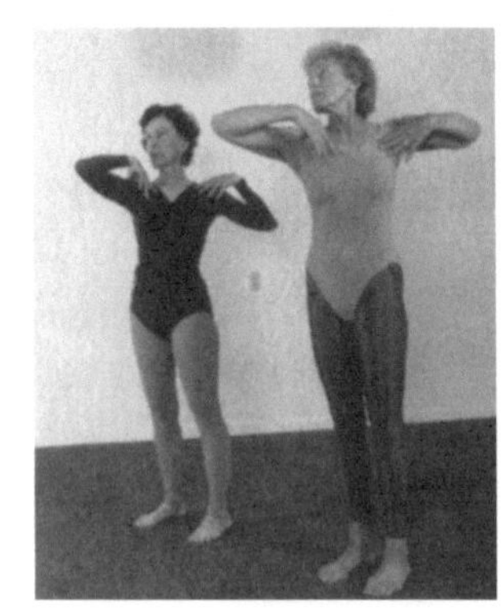
8.

9. Heben Sie jetzt den Arm wieder hinter das Ohr und beobachten Sie, wieviel weiter Sie diese Dehnung nun machen können.

10. Berühren Sie Ihr rechtes Schlüsselbein mit der linken Hand und strecken Sie den rechten Arm zur rechten Seite aus und nach hinten.

11. Dann drehen Sie den Kopf so weit wie möglich auf die linke Seite. Das dehnt die gesamte Verbindung zwischen Schulter und Kopf. Wiederholung auf der anderen Seite.

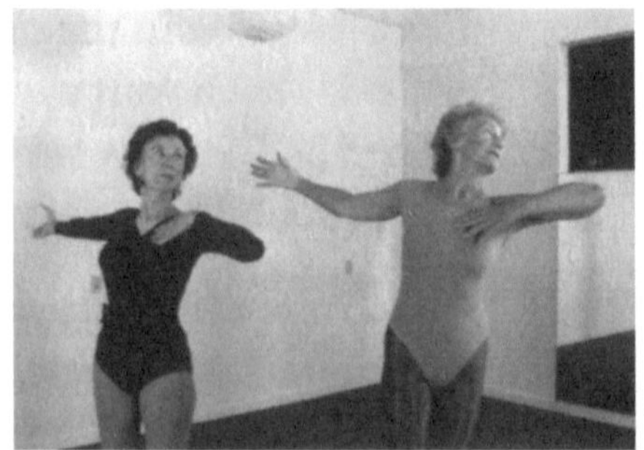
11.

12. Heben Sie beide Arme nach oben und hinter die Ohren; senken Sie beide Arme seitlich herunter und dann nach hinten, während Sie sich im Hüftgelenk nach vorne beugen. Strecken Sie die Arme nach hinten und nach oben so weit Sie können.

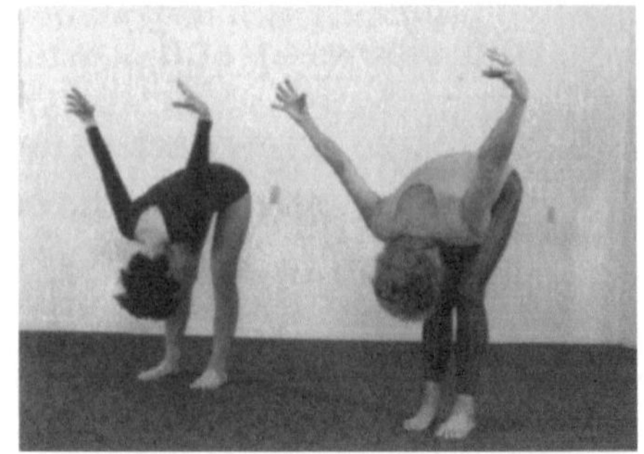
12.

13. Kommen Sie wieder zum Stehen.

14. Wenn die Arme nach hinten und so weit wie möglich nach oben gestreckt sind, lassen Sie einen Arm zum Boden sinken, der andere bleibt wo er ist. Wechseln Sie dreimal ab.

15. Kommen Sie wieder zum Stehen.

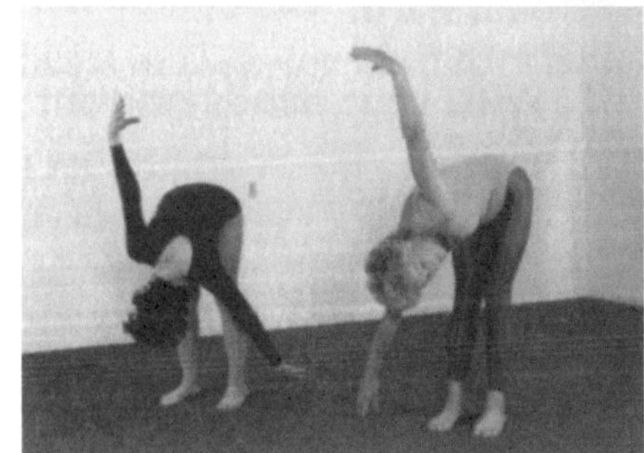
14.

16. Greifen Sie mit dem rechten Arm hinter sich und berühren Sie Ihr linkes Schulterblatt. Strecken Sie den linken Arm gerade nach vorne und ziehen Sie ihn dann so weit wie möglich wieder zurück. Bemerken Sie mit der rechten Hand die Bewegung des Schulterblattes. Wechseln Sie die Seiten und beobachten Sie die Bewegungen der Schulterblätter.

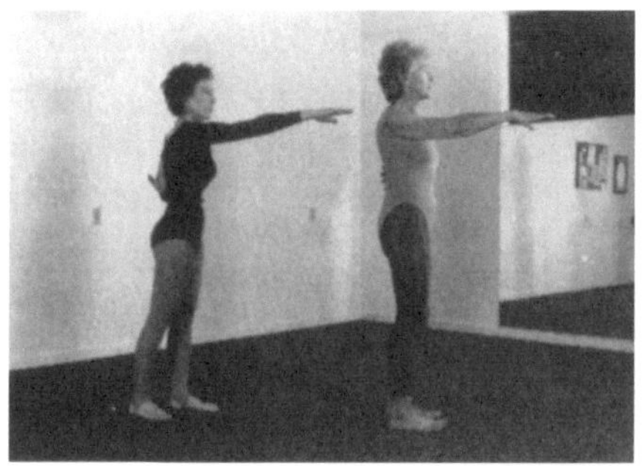

16.

17. Stellen Sie sich Ihre Hände auf einem Lenkrad vor. Drehen Sie den Kopf von Seite zu Seite, und finden Sie heraus, wie weit Sie zurückschauen können. Könnten Sie jetzt rückwärts aus Ihrer Garage fahren?

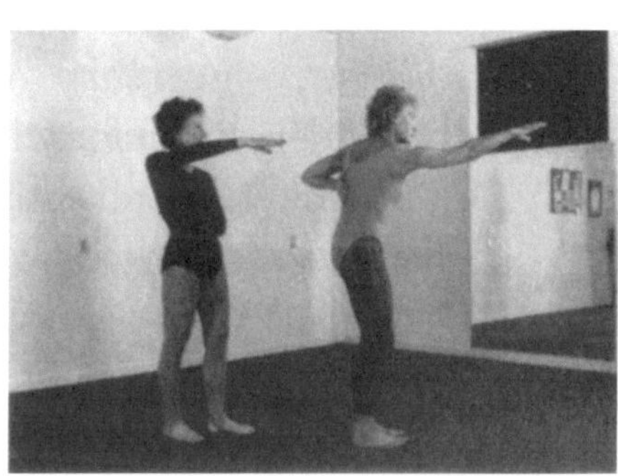

16.

Alle Übungen dieser Sequenz vermindern Stress, Schmerz und Steifheit im Nacken und verhelfen zu mehr Beweglichkeit.

Partnerübung: Schulter und Hals

1. Sie stehen einander gegenüber und legen Ihre Handflächen aneinander. Heben Sie Ihre Arme auf Schulterhöhe und drücken Sie einen Arm nach vorne und ziehen Sie den anderen zurück. Bewegen Sie die Arme abwechselnd einige Male im Rhythmus der Musik.

2. Sie stehen einander gegenüber. Drehen Sie Ihre Hände nach innen und Ihre Ellenbogen nach außen. Dann drehen Sie Ihre Hände nach außen und Ihre Ellenbogen nach innen (Scheibenwischer). Wiederholen Sie es dreimal.

2.

3. Legen Sie die Hände auf die Schultern des Partners. Bewegen Sie eine Schulter nach vorne und ziehen Sie die andere behutsam zurück.

4. Legen Sie wieder Ihre Handflächen aneinander. Heben Sie dreimal den einen Ellenbogen zur Seite und nach oben und schauen Sie unten durch die Öffnung. Machen Sie diese Bewegung zur anderen Seite.

5. Halten Sie sich an den Händen, die Arme sind gesenkt. Heben Sie einen Arm, der andere bleibt unten, bis eine Art Bogen über dem Kopf entsteht; schauen Sie durch die Öffnung wie durch ein Fenster. Wiederholung auf der anderen Seite.

6. Setzen Sie diese Bewegung fort, indem Sie sich durch die Öffnung bewegen, bis Ihr Körper einen Halbkreis gemacht hat und Sie Rücken an Rücken stehen. Halten Sie inne, um durch diese Streckung eine Dehnung der Brust zuzulassen, während Sie sich weiterhin an den Händen halten.

7. Kommen Sie auf demselben Weg zur Ausgangsstellung zurück. Wiederholen Sie dies zweimal behutsam in beiden Richtungen.

8. Legen Sie wieder Ihre Handflächen aneinander, die Hände in der Mitte. Heben Sie die Hände nach oben und bewegen Sie sie in einem Kreis weit zur Seite.

9. Kehren Sie die Bewegung um: Bewegen Sie die Hände von der Seite nach oben über Ihre Köpfe und vor Ihnen nach unten zur Mitte. Wiederholen Sie das drei- oder viermal.

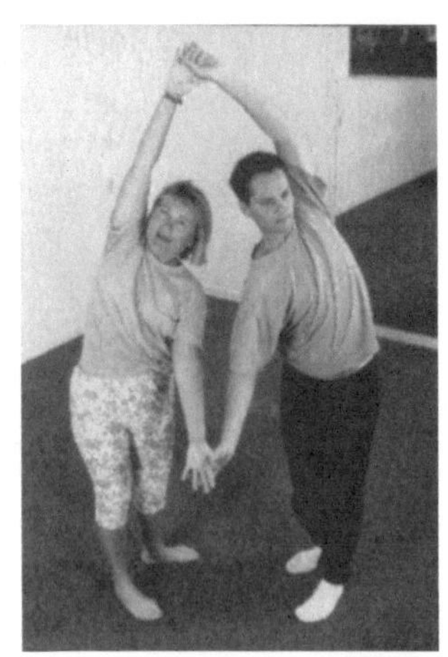
5.

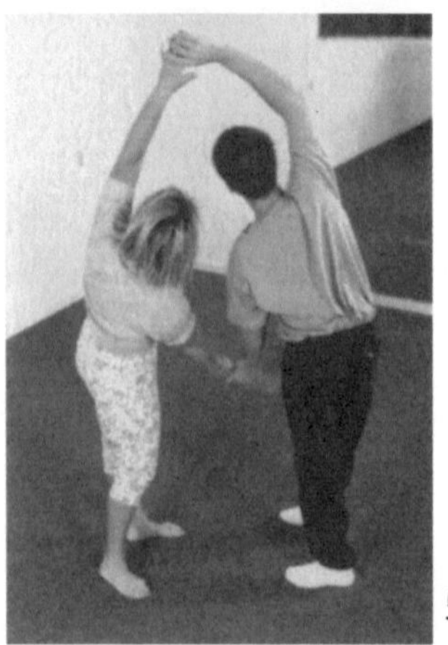
5.

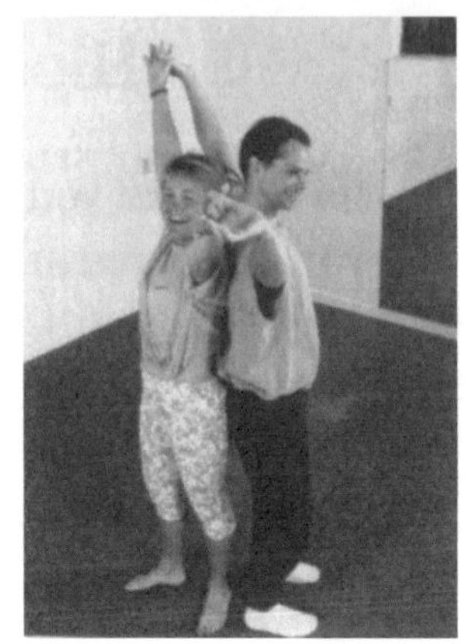
6.

10. Die Handflächen liegen aneinander: Dehnen Sie den einen Arm zur Seite. Neigen Sie den Kopf Richtung Schulter und kommen Sie zurück zur Mitte. Machen Sie die Bewegung dreimal nach beiden Seiten.

Diese Sequenz dehnt die Seiten des Brustkorbes und die Muskeln, die den Rücken mit der Schulter verbinden, ebenso den breiten Rückenmuskel.

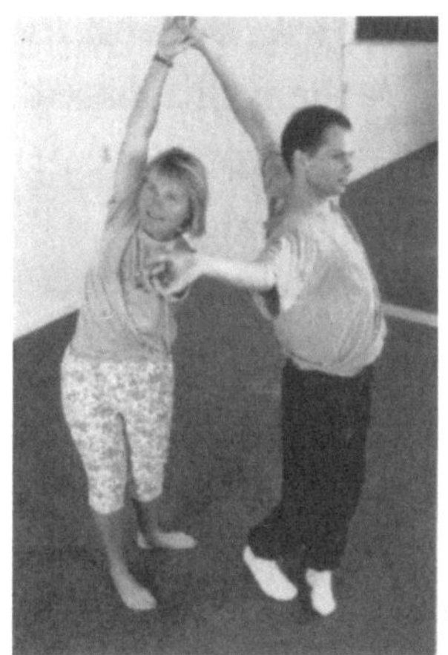
7.

Hüften und Rippen: in der U-Bahn

1. Stellen Sie sich vor, dass Sie in einer U-Bahn sind. Strecken Sie den rechten Arm so weit Sie können nach oben zu einem imaginären Haltegriff. Machen Sie das zweimal mit jedem Arm.
2. Ruhen Sie aus.
3. Die rechte Hand greift wieder zum Haltegriff. Wippen Sie Ihre Hüften von Seite zu Seite. Dasselbe mit dem linken Arm am Haltegriff.
4. Die rechte Hand greift wieder zum Haltegriff. Bewegen Sie Ihre Hüften in einem vollen Kreis nach rechts. Wiederholen Sie das auf der linken Seite.
5. Ruhen Sie aus.
6. Die rechte Hand greift wieder zum Haltegriff. Heben Sie abwechselnd eine Hüfte, die Füße bleiben auf dem Boden.
7. Die rechte Hand bleibt am Haltegriff. Setzen Sie einen Fuß nach vorne und den anderen nach hinten. Verlagern Sie Ihr Gewicht über das Hüftgelenk vor und zurück, wobei

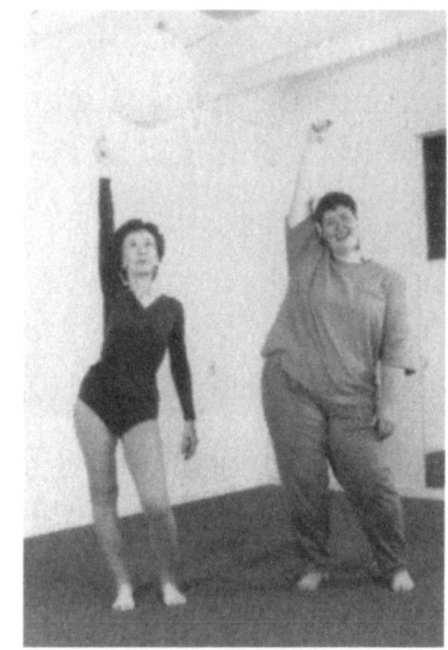
6.

Sie das Knie, das Ihr Gewicht trägt, beugen. Wechseln Sie Arme und Beine und wiederholen Sie die Übung.

8. Die rechte Hand bleibt am Haltegriff. Stellen Sie die Beine nebeneinander und gehen Sie etwas in die Knie. Schaukeln Sie vom Hüftgelenk ausgehend vor und zurück. Machen Sie dieselbe Übung zweimal.

Diese Sequenz dehnt die Haltemuskeln zwischen den Hüften und dem Brustkorb, lockert die Muskeln um das Hüftgelenk und spielt mit dem Gewicht und der Balance.

Auf dem Stuhl

Sie können diese Sequenz in einem Rollstuhl, im Flugzeug oder wo immer Sie lange Zeit sitzen müssen, machen.

Hals-Schulterbereich

1. Heben Sie eine Schulter nach oben und lassen Sie sie wieder nach unten sinken, machen Sie dieselbe Bewegung auf der anderen Seite.
2. Bewegen Sie eine Schulter nach vorne, die andere nach hinten. Der Rumpf bleibt zentriert.
3. Schauen Sie langsam über eine Schulter nach hinten, dann über die andere Schulter.
4. Heben und senken Sie beide Schultern.
5. Anhalter: Schauen Sie geradeaus, Arm seitlich ausgestreckt auf Schulterhöhe. Richten Sie mit angewinkeltem Ellenbogen den Daumen nach außen und zurück. Wechseln Sie die Seiten.
6. Anhalter: Wiederholen Sie diese Übung, aber drehen Sie jetzt Ihren Kopf in die entgegengesetzte Richtung.
7. Die Hände liegen locker auf den Schenkeln. Neigen Sie Kopf und Brust von Seite zu Seite.

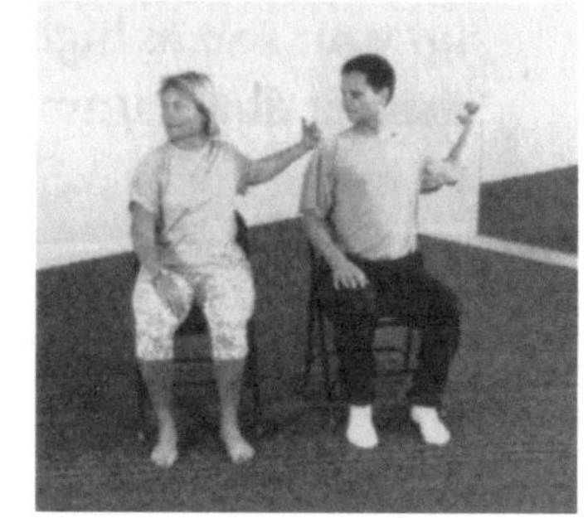

6.

8. Neigen Sie sich zu einer Seite. Atmen Sie ein, wenn Sie zur Mitte kommen und atmen Sie aus, während Sie sich zur anderen Seite neigen.
9. Neigen Sie den Kopf nach vorne, um die Rückseite des Nackens zu dehnen.
10. Nicken Sie vom Schädelrand ausgehend mit dem Kopf.
11. Lassen Sie den Kopf tiefer sinken, um die Wirbelsäule zu dehnen.
12. Bewegen Sie den Kopf langsam von Seite zu Seite.

Hüftbereich:

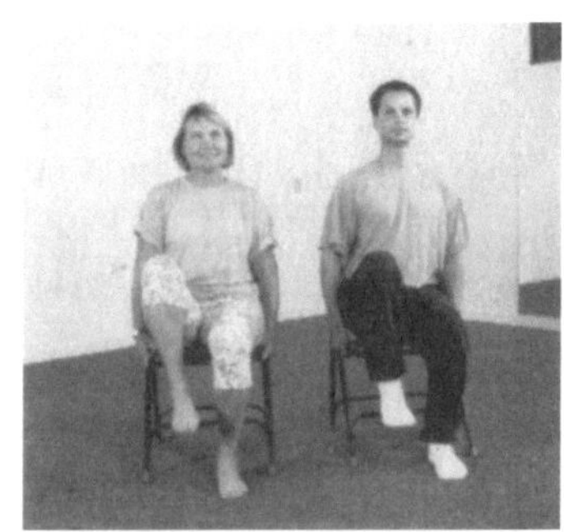

13.

13. Sie sitzen und halten sich am Sitz Ihres Stuhles fest. Heben Sie ein Knie an und stellen Sie es wieder ab. Machen Sie dies drei- oder viermal abwechselnd mit jedem Knie.
14. Sie halten sich am Sitz Ihres Stuhles fest. Überkreuzen Sie die Beine am Knie drei- oder viermal auf jeder Seite.
15. Lehnen Sie sich vom Hüftgelenk aus nach vorne. Schauen Sie von Seite zu Seite und strecken Sie sich, als ob Sie etwas vom Boden aufheben wollten.
16. Halten Sie sich an den Armlehnen fest. Heben Sie eine Gesäßhälfte, dann die andere.

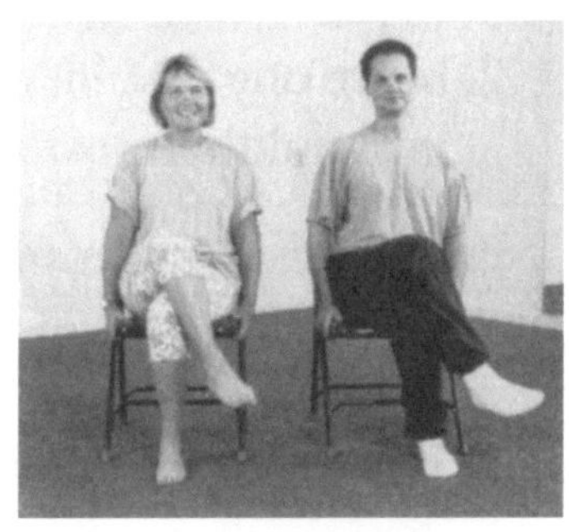

14.

17. Halten Sie sich an den Armlehnen fest. Heben Sie Ihr Becken so hoch wie möglich indem Sie sich mit einem Fuß vom Boden abstoßen. Setzen Sie sich wieder.
18. Beugen Sie sich nach vorne und heben das Gesäß, als ob Sie den Stuhl verlassen wollten.

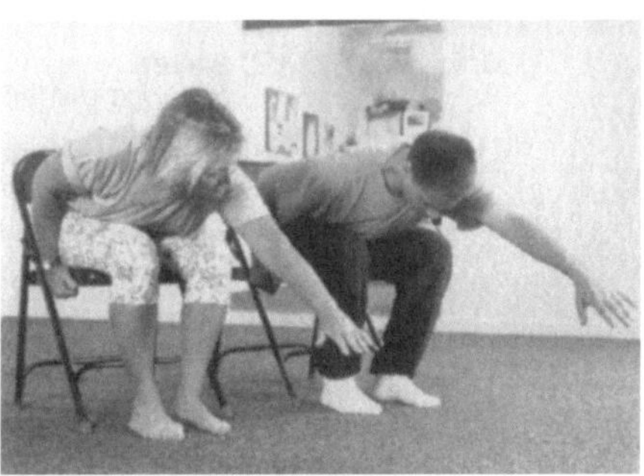

15.

17. 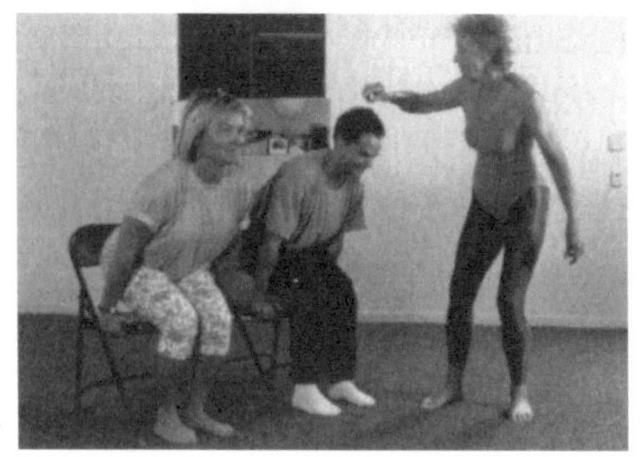

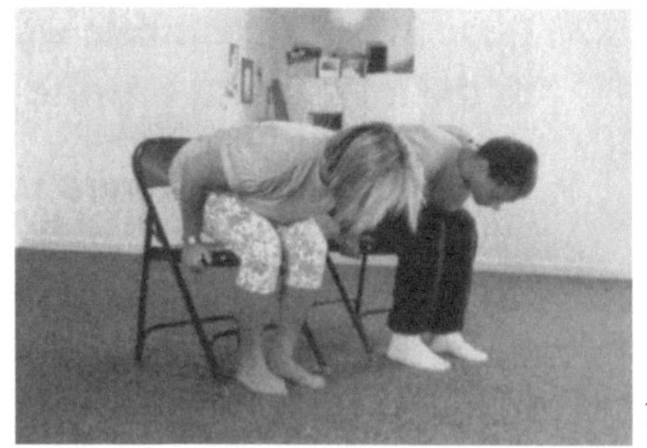 18.

19. Setzen Sie diese Bewegung fort, bis Sie stehen. (Wenn Sie stehen können).

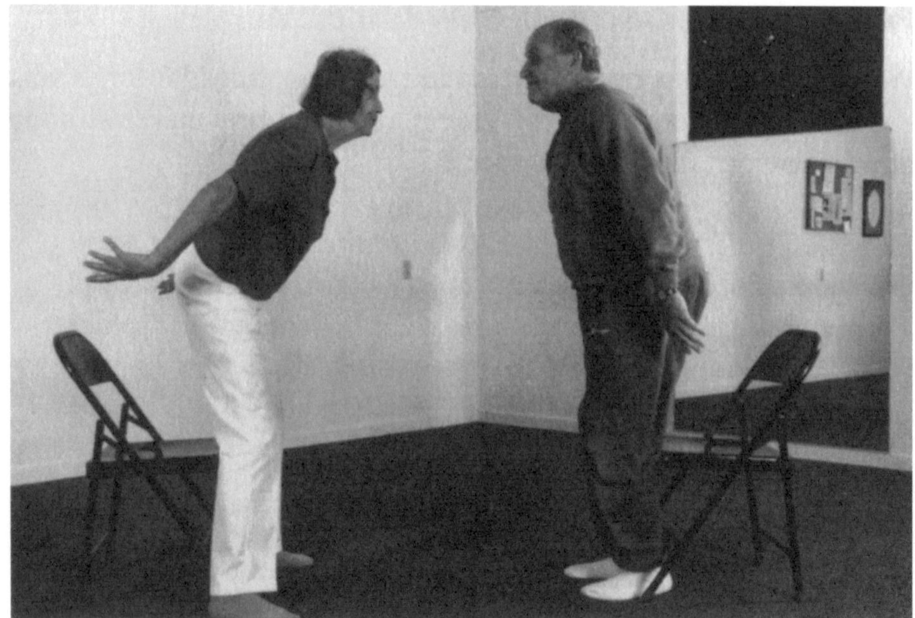 19.

Füße:

20. Rollen Sie beide Füße von Seite zu Seite.

21. Klopfen Sie mit jeweils einem Fuß auf den Boden, die Fersen bleiben am Boden.

22. Heben Sie die Zehen eines Fußes, dann die des anderen.

23. Heben Sie die Fersen eines Fußes, dann die des anderen.
24. Zeigen Sie mit den Zehen zur Seite hin und bringen Sie sie zurück zur Mitte.
25. Bewegen Sie die Fersen zur Seite und zurück zur Mitte.
26. Bewegen Sie die Zehen nach außen und nach innen, die Fersen nach außen und nach innen.
27. Schwingen Sie beide Knie von Seite zu Seite.
28. Ziehen Sie beide Knie auseinander und dann pressen Sie sie zusammen.

Gesicht:

29. Lächeln Sie so breit wie möglich.
30. Schauen Sie ernst und streng.
31. Pusten Sie mit dicken Backen.
32. Lächeln und pusten Sie.
33. Kneifen Sie die Augen zu.
34. Sperren Sie die Augen so weit wie möglich auf.
35. Runzeln Sie die Nase.
36. Strecken Sie das Kinn nach vorne und ziehen Sie es dann zurück, so weit Sie können.
37. Runzeln Sie die Stirn.
38. Entspannen Sie das Gesicht.
39. Blicken Sie nach oben, nach unten, runzeln Sie die Stirn, lassen Sie los. Wiederholen Sie.
40. Lächeln Sie wieder.
41. Ruhen Sie jetzt Ihr Gesicht mit geöffneten Augen aus.

Arbeiten mit dem Rücken

1. Für die Übungen 2 bis 8 nehmen Sie folgende Haltung ein: Sie liegen auf dem Rücken, die Knie sind angewinkelt, die Füße flach auf dem Boden, das Gewicht auf den Füßen, die Arme liegen auf dem Boden. Entspannen Sie die Schenkelmuskeln.
2. Zuerst heben Sie den unteren Rücken und das Gesäß vom Boden. Dann kommen Sie langsam zum Boden zurück, Wirbel für Wirbel. Dies bewegt die ganze Wirbelsäule. Entspannen Sie sich völlig, bevor Sie die Übung wiederholen. Es ist nicht notwendig die Gesäßmuskeln zusammenzupressen. Die Bewegung kommt aus den Hüften und dem Rücken.
3. Bringen Sie ein Knie zur Brust und stellen Sie es wieder ab, dann das andere. Wechseln Sie viermal ab.
4. Strecken Sie ein Bein senkrecht nach oben, die Fußsohle zeigt zur Decke. Dann senken Sie es und kommen in die angewinkelte Kniestellung zurück. Wechseln Sie ab. Diese Bewegung dehnt die Kniesehnen.

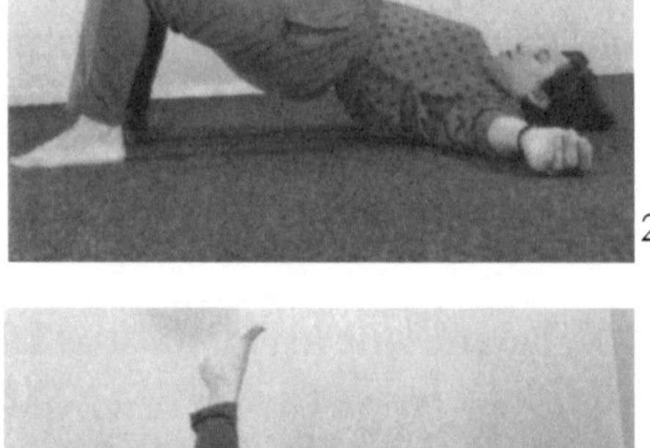

2.

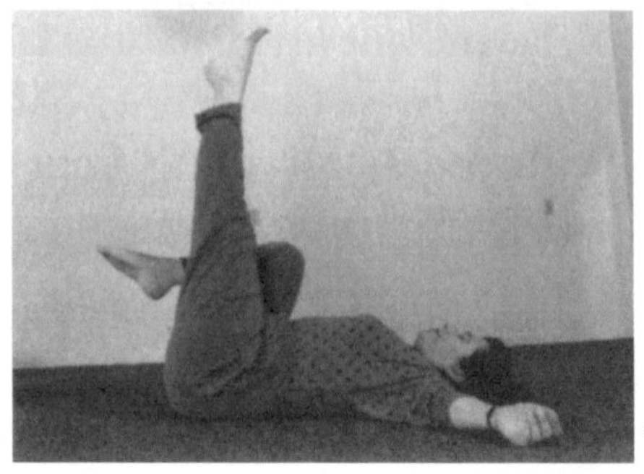

4.

5. Strecken Sie ein Bein zur Decke und wippen Sie es behutsam in Richtung Kopf. Nach dem Absenken des Beines, nehmen Sie sich Zeit, um in den Bauch zu atmen und ihn zu entspannen. Jetzt machen Sie die Übung mit dem anderen Bein.
6. Bringen Sie die Beine eines nach dem anderen nach oben und wippen Sie beide behutsam Richtung Kopf. Beugen Sie die Knie etwas ab bevor Sie die Beine senken, um den unteren Rücken zu schützen, dann legen Sie ein Bein nach dem anderen zurück auf den Boden.

7. Lassen Sie die Füße auf dem Boden ruhen und die Schenkelmuskeln entspannen. Lassen Sie beide Knie zur rechten Seite sinken. Kommen Sie mit wenig Anstrengung zurück in die Mitte, dann lassen Sie beide Knie nach links sinken. Wechseln Sie einige Male.

8. Lassen Sie beide Knie zur rechten Seite sinken und rollen Sie den Kopf zur linken Seite. Dann lassen Sie beide Knie zur linken Seite sinken und rollen den Kopf nach rechts. Machen Sie das einige Male und fühlen Sie wie die Bewegung langsam die ganze Wirbelsäule erfasst.

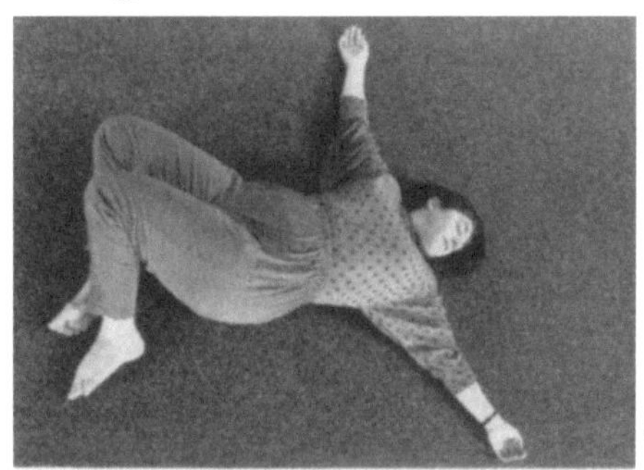
8.

9. Rollen Sie auf die rechte Seite. Strecken Sie den rechten Arm aus und legen Sie den Kopf auf den Arm. Die linke Hand legen Sie zur Unterstützung mit der Handfläche vor sich auf den Boden. Stellen Sie sicher, dass der ganze Körper eine gerade Linie bildet. Das linke Bein liegt auf dem rechten Bein. Heben Sie die Beine gemeinsam einige Male etwas vom Boden. Nun machen Sie die Übung auf der linken Seite liegend. Diese Übung stärkt die gesamte Rückenmuskulatur und den Rumpf.

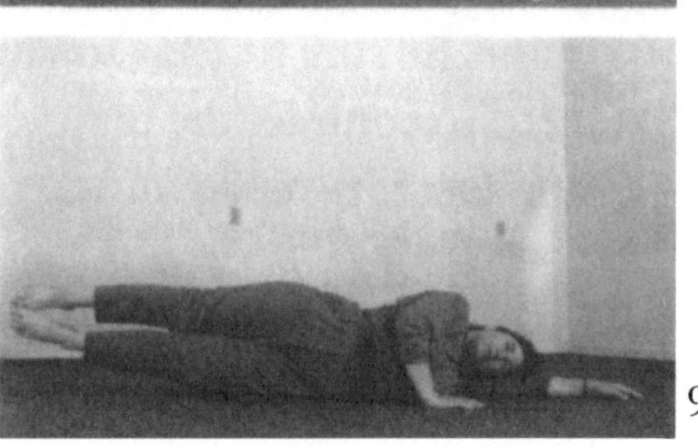
9.

10. Bewegen Sie ein Bein, so weit Sie können, nach vorne (Dehnung der Kniesehne) und dann bewegen Sie dasselbe Bein so weit wie möglich nach hinten (Dehnung des Lenden-Darmbein-Muskels). Machen Sie die Bewegung nur aus dem Hüftgelenk heraus. Wiederholen Sie das einige Male. Rollen Sie auf die andere Seite und machen die Bewegung mit dem anderen Bein.

11. Lassen Sie die Hüfte nach vorne zum Boden fallen. Kommen Sie zurück zur Mitte und lassen Sie sie nach hinten fallen. Wiederholen Sie das einige Male auf beiden Seiten.

12. Heben Sie den Kopf von dem ausgestreckten Arm und lassen Sie ihn hinter dem Arm sinken. Heben Sie den Kopf und lassen ihn vor dem

Arm sinken. Wiederholen Sie das einige Male auf beiden Seiten. Das ist eine gute Dehnung für die Nackenmuskeln.

13. Rollen Sie auf den Bauch. Legen Sie die Hände vor dem Gesicht auf den Boden, die Handflächen nach unten und die Ellenbogen abgewinkelt. Lassen Sie den Kopf auf den Handrücken ausruhen. Dies ist die Grundstellung für die Übungen 14 bis 21.

14. Winkeln Sie die Unterschenkel nach oben an und schwingen Sie sie von Seite zu Seite; genießen Sie diese Bewegung.

15. Mit angewinkelten Unterschenkeln lassen Sie Ihre Beine auseinander fallen und wieder zusammen kommen.

16. Beugen Sie die Knie und heben ein Bein in Richtung Zimmerdecke. Dann wechseln Sie das Bein. Bewegen Sie sich nur im Hüftgelenk. So wird der Rücken geschont.

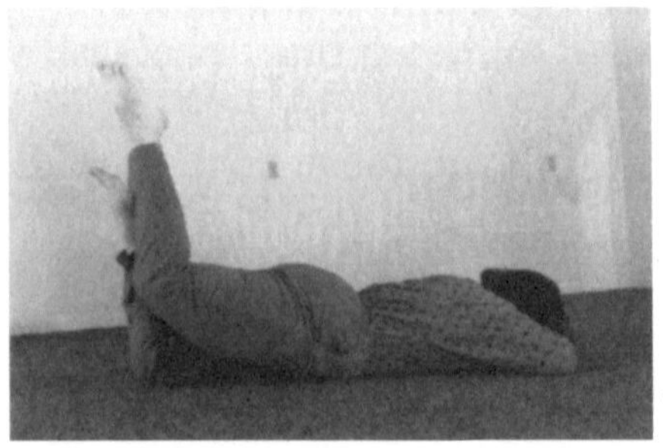
16.

17. Strecken Sie beide Beine aus und heben jeweils eines in Richtung Decke. Wechseln Sie ab. Achten Sie wieder darauf, sich nur in der Hüfte zu bewegen.

18. Heben und senken Sie jeweils einen Ellenbogen. Lassen Sie den Ellenbogen frei tanzen. Diese Bewegung lockert die Verbindungen der Schulterblätter zum Nacken und zum Rumpf.

19. Rollen Sie den Kopf ohne Anstrengung von Seite zu Seite, die Stirn liegt auf den Handrücken. Das löst die Muskeln, die den Kopf mit dem Nacken verbinden.

20. Legen Sie den Kopf auf den Boden und strecken Sie die Arme mit den Handflächen nach unten aus. Heben Sie mal die eine, mal die andere Schulter. Das bewegt den ganzen Schultergürtel.

21. Nochmals mit der Stirn auf dem Boden. Winkeln Sie die Ellenbogen rechtwinkelig ab. Vom Ellenbogen ausgehend, heben Sie Hand und Unterarm in Richtung Decke – mal rechts, mal links (Kleopatra-Stellung). Spüren Sie die Rückseite des Nackens, während Sie sich bewegen. Eine spezielle Übung gegen den Rundrücken.

22. Kommen Sie auf die Knie, der Kopf hängt nach unten. Strecken Sie die Arme die Handflächen sind auf dem Boden. Setzen Sie sich auf Ihre Fersen.
23. Winkeln Sie Ihre Ellenbogen ab. Legen Sie Ihr Gewicht auf die Unterarme und die Unterschenkel. Schaukeln Sie vorwärts und rückwärts, um den unteren Rücken und das Hüftgelenk zu lockern.
24. Nehmen Sie den Vierfüßlerstand ein, Ihr Gewicht ruht auf den Händen und Knien; wiegen Sie Ihr Gesäß von Seite zu Seite.
25. Bleiben Sie im Vierfüßlerstand; bewegen Sie Ihr Gesäß auf die rechte Seite und setzen Sie sich. Gehen Sie wieder zur Mitte, bewegen Sie Ihr Gesäß zur linken Seite und setzen sich wieder. Wiederholen Sie das mehrmals.
26. Kommen Sie wieder zum Stehen: Stellen Sie Fußballen und Zehen auf den Boden und heben Sie Ihr Gesäß an bis Ihre Beine gerade sind. Spazieren Sie auf Ihre Hände zu, der Kopf hängt nach unten: Kommen Sie langsam zum Stehen. Der Kopf sollte zuletzt aufgerichtet werden.
27. Heben Sie Ihre Arme seitlich und nehmen Sie einen tiefen Atemzug!

Alle Bewegungen auf dem Boden, an denen die Beine beteiligt sind, beeinflussen den unteren Rücken. Wenn das Bein im Hüftgelenk frei wird, werden Bewegungen nach hinten möglich. Wenn Sie diese Übungen mit Leichtigkeit machen können, kann das Ihre Haltung so korrigieren, dass Ihr Oberkörper zentriert auf dem Becken ruht.

Hüftgelenk und unterer Rücken: „Cable Car“

Der liegende Partner ist in allen Bewegungen passiv. Er lässt es zu, dass seine Glieder bewegt werden. Der stehende Partner ist aktiv.

1. Die Partner stehen einander gegenüber. Einer legt sich auf den Boden, der andere steht zuerst an den Füßen seines Partners, später an seinem Kopf.
2. Stehender Partner: Heben Sie beide Beine Ihres Partners an den Knöcheln hoch und legen Sie sie von Seite zu Seite schwingend auf Ihren Beckenknochen ab.

3. Gehen Sie etwas zurück, halten Sie die Füße Ihres Partners mit den Händen und schwingen Sie seine Beine von Seite zu Seite.

4. Kommen Sie zurück in die Mitte. Senken Sie das rechte Bein Ihres Partners indem Sie sich leicht in der Hüfte abbeugen. Senken Sie sein linkes Bein. Wechseln Sie viermal die Seite.

5. Bewegen Sie beide Beine Ihres Partners so weit wie möglich in Richtung seines Kopfes, gehen Sie dabei nicht über seine Schmerzgrenze. Seine Knie sind durchgestreckt, um seinen unteren Rücken zu dehnen. Wiederholen Sie das dreimal.

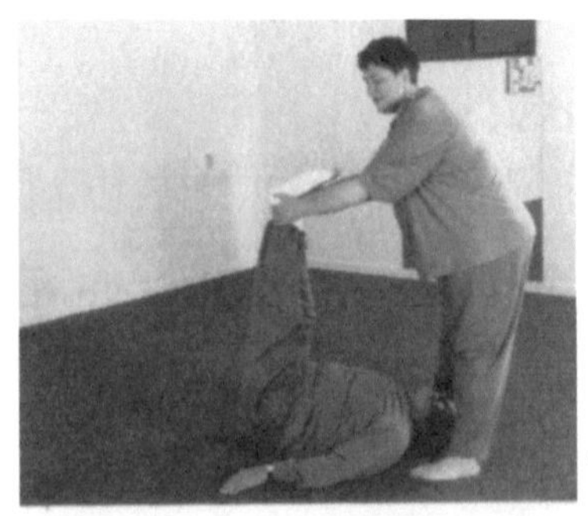

7.

6. Halten Sie beide Beine mit einer Hand und gehen Sie um Ihren Partner herum bis Sie hinter seinem Kopf stehen.

7. Ergreifen Sie seine Knöchel und ziehen Sie beide Beine zu sich, dabei lehnen Sie sich zurück. Wiederholen Sie das drei- oder viermal.

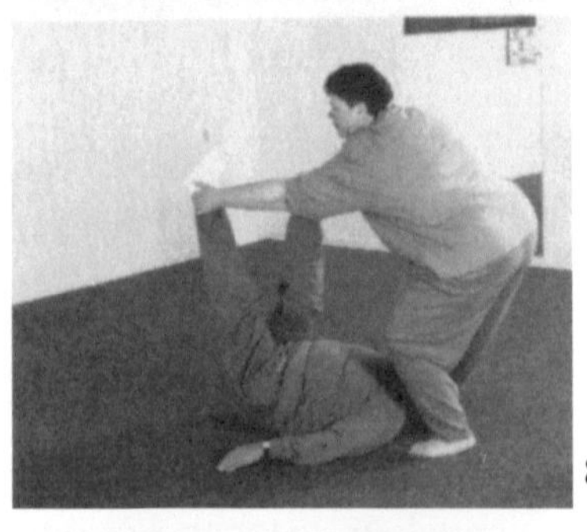

8.

8. Ziehen Sie abwechselnd jedes Bein Ihres Partners zu sich wie ein „Cable-Car"-Fahrer den Hebel. Der Stehende ist der Fahrer, der seine Arme und Hüften vor und zurück bewegt, um den Hebel des „Cable-Cars" zu bedienen.

9. Dann ziehen Sie beide Beine zu sich, um sein Gesäß zu heben. Setzen Sie diese Bewegung fort und schwingen Sie sein angehobenes Gesäß von Seite zu Seite. Gehen Sie nur so weit, wie es für Ihren Partner angenehm ist.

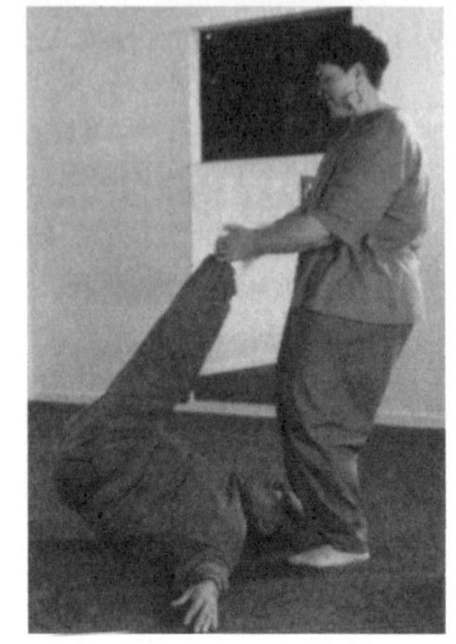

9.

10. Gehen Sie wieder um Ihren Partner herum in die ursprüngliche Position. Der liegende Partner beugt jetzt seine Knie, seine Fußsohlen zeigen in Richtung Decke. Der ste-

hende Partner setzt sich auf die Füße des Partners und wird von diesem leicht nach oben und unten geschubst bis er ihn zum Stehen bringt; dann senkt er seine Füße zum Boden.

Diese Sequenz streckt die Kniesehnen, den unteren Rücken, die Gesäßmuskeln und mobilisiert das Kreuz-Darmbein- Gelenk. Wenn diese Bewegungen behutsam gemacht werden, sind sie sehr angenehm.

Hüftgelenk und unterer Rücken: das Fahrrad

Befolgen Sie bitte die Anweisungen sorgfältig der Reihe nach, um den optimalen Nutzen dieser Bewegungen zu erreichen. Diese Bewegungen lockern die Hüftgelenke, den unteren Rücken und die Kniesehnen.

1. Beide Partner liegen auf dem Rücken einander gegenüber; die Füße berühren sich; die Beine sind geschlossen.
2. Rollen Sie Füße und Beine im Rhythmus der Musik von Seite zu Seite. Spüren Sie die Drehung im Hüftgelenk.
3. Kommen Sie auf die Ellenbogen, die Füße bewegen sich weiter.
4. Strecken Sie die Arme, die Füße bewegen sich weiter.
5. Strecken Sie sich nach vorne und halten Sie die rechte Hand Ihres Partners. Bewegen Sie weiterhin die Füße mit gestreckten Knien von Seite zu Seite.
6. Strecken Sie sich nach vorne und halten Sie die linke Hand Ihres Partners, die Füße bewegen sich weiter.

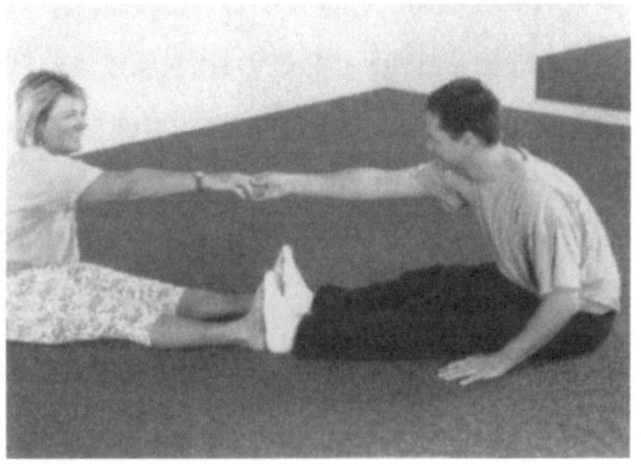
5.

7. Strecken Sie sich nach vorne und halten Sie beide Hände, die Füße bewegen sich weiter.
8. Lassen Sie los und legen Sie sich auf den Rücken.
9. Die Füße berühren sich, die Beine liegen leicht auseinander. Drehen Sie die Füße zueinander und voneinander weg.

10. Stützen Sie sich auf die Ellenbogen, die Füße bewegen sich weiter.
11. Strecken Sie die Arme, die Füße bewegen sich weiter.
12. Strecken Sie sich nach vorne und halten Sie sich an der rechten Hand, die Füße bewegen sich weiter.
13. Strecken Sie sich nach vorne und halten Sie sich an der linken Hand, die Füße bewegen sich weiter.
14. Strecken Sie sich nach vorne und halten Sie sich an beiden Händen, die Füße bewegen sich weiter.
15. Lassen Sie los und ruhen Sie sich aus.
16. Liegen Sie auf dem Rücken; winkeln Sie die Knie an, die Fußsohlen berühren einander.
17. Machen Sie eine Fahrradbewegung vorwärts und rückwärts im Rhythmus der Musik.
18. Radeln Sie weiter und kommen Sie auf die Ellenbogen.
19. Radeln Sie weiter und strecken Sie die Arme.
20. Setzen Sie sich ganz auf. Lassen Sie die Knie nach außen sinken, die Füße stehen auf dem Boden und die Zehen berühren sich. Halten Sie die Hände Ihres Partners und lehnen Sie sich langsam nach vorne und zurück.
21. Vergrößern Sie den Schwung und schaukeln Sie, bis ein Partner auf dem Boden liegt und der andere vorwärts schwingt und sein Gesäß leicht vom Boden abhebt. Wiederholen Sie dies dreimal, dann wechseln Sie die Stellung.

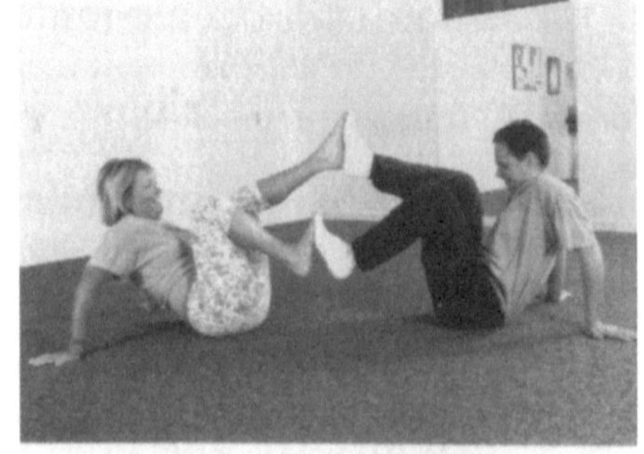

19.

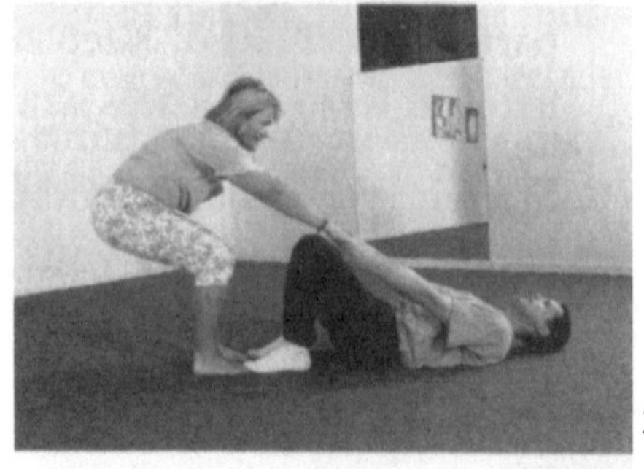

21.

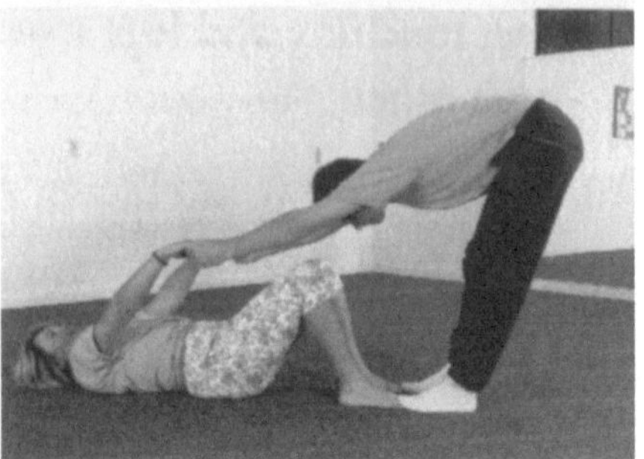

22.

22. Setzen Sie den Schwung fort, bis ein Partner zum Stehen kommt, während sich der andere hinlegt. Wechseln Sie sechsmal ab.
23. Schließlich bleibt ein Partner stehen und zieht die andere Person auch hoch.

Das macht viel Spaß und eignet sich für das Ende einer Kursstunde. Diese Übung erzeugt viel Energie und mobilisiert die gesamte Wirbelsäule.

Klettern an der Wand, rauf und runter

1. Suchen Sie einen Platz an der Wand, an dem Sie mit Ihrem Gesäß an der Wand und mit nach oben und gegen die Wand gestreckten Beinen liegen können.
2. Heben Sie das Gesäß: Sie fangen mit den Füßen unten an und gehen die Wand ein Stück nach oben. Senken Sie das Gesäß langsam Wirbel für Wirbel wieder hinunter.
3. Gehen Sie mit den Füßen die Wand hinauf, um wieder das Gesäß zu heben. Beide Beine sollten gerade bleiben. Senken Sie das rechte Bein über den Kopf. Wechseln Sie das Bein und gehen Sie dann langsam Wirbel für Wirbel wieder hinunter.
4. Ruhepause.
5. Beugen Sie Ihre Knie ab, die Füße an der Wand. Gehen Sie einige Schritte die Wand hinauf. Heben Sie das Gesäß so hoch wie Sie es können, dann senken Sie es wieder. Wiederholen Sie das zweimal. Danach heben Sie abwechselnd und wiederholt jeweils eine Hüfte an.

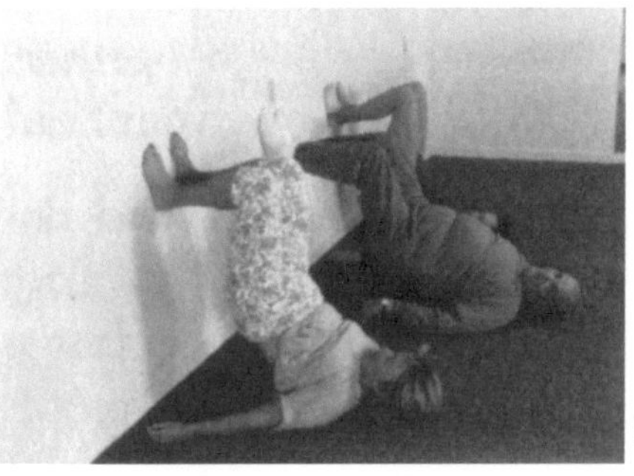

5.

6. Strecken Sie die Arme zur Seite aus. Die Beine sind gestreckt an der Wand. Rollen Sie den Kopf langsam von Seite zu Seite.
7. Strecken Sie Ihre Arme zur Seite aus. Bewegen Sie jetzt die rechte Hand über Ihre Brust, so weit wie möglich nach links. Bringen Sie den rechten Arm auf Ihre rechte Seite zurück indem Sie die Hand entlang

des linken Armes und über die Brust gleiten lassen. Wiederholen Sie das und wechseln Sie einige Male die Seite.

8. Ruhepause. Senken Sie die Knie zur Brust.

9. Gehen Sie mit den Füßen die Wand hinauf. Heben Sie den Kopf vom Boden. Strecken Sie den rechten Arm zu Ihren linken Zehen. Wechseln Sie ab. Legen Sie den Kopf jedes Mal auf den Boden, wenn Sie wechseln.

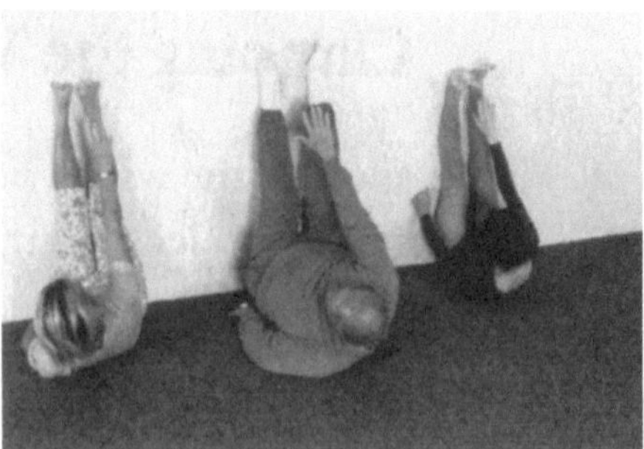

9.

10. Heben Sie das Gesäß nach oben bis Ihr Gewicht auf Ihren Schultern ruht. Legen Sie die Hände zur Unterstützung unter die Hüften. Senken Sie ein Bein gerade hinter sich, dann das andere. Bewegen Sie langsam abwechselnd die Beine vor und zurück, wie eine Schere.

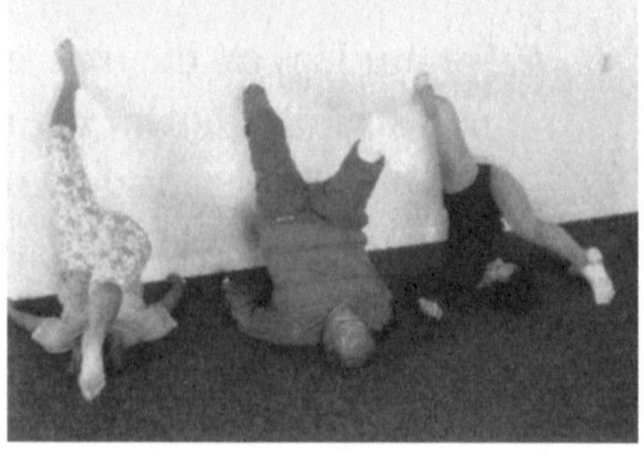

10.

11. Bringen Sie beide Beine zusammen und lassen Sie sie über den Kopf in den Pflug sinken.

12. Bringen Sie Ihre Beine langsam wieder zurück. Ruhepause. Beugen Sie die Knie ab und senken Sie das Gesäß auf den Boden.

13. Rollen Sie sich zu einer Seite.

14. Rollen Sie weiter auf Hände und Knie. Sehr l-a-n-g-s-a-m kommen Sie zum Stehen und strecken Hände und Arme hoch nach oben in eine große Dehnung.

Dies ist ein guter Weg um den Rücken, die Beine und die Hüften sowie den Rumpf zu mobilisieren. Die Wirbelsäule wird aktiviert; der Bewegungspielraum des Kopfes wird größer. Da das Gewicht des oberen Rumpfes vom Boden getragen wird, können sich auch die Hüften freier bewegen.

Im Kreis: Verbindung Becken - Bein

Alle diese Übungen wirken dehnend und entspannend auf die Becken/Bein-Verbindung und sind eine gute Vorübung für den anschließenden Kreistanz.

4.

1. Bilden Sie einen Kreis und halten sich an den Händen.
2. Machen Sie mit dem rechten Bein einen Schritt vor und zurück. Anfangs langsam, halb so schnell wie die Musik, später doppelt so schnell. Wiederholung mit dem linken Bein.

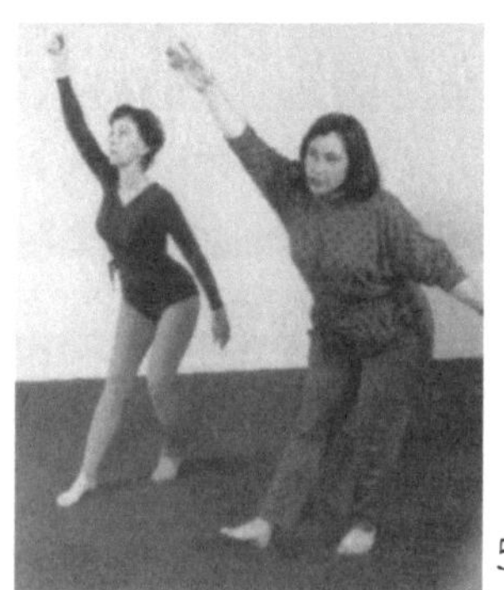

5.

3. Heben Sie das rechte Bein und machen Sie einen Schritt vor, beugen Sie das Knie, während Sie mit dem Fuß auftreten. Heben Sie das rechte Bein und kommen Sie zurück zur Mitte. Wiederholung mit dem linken Bein.
4. Heben Sie das rechte Bein nach hinten und machen Sie einen Schritt zurück. Heben Sie das rechte Bein und kommen Sie zurück zur Mitte. Wiederholung mit dem linken Bein.
5. Bringen Sie das rechte Bein vor und das linke Bein zurück. Schaukeln Sie die Hüfte mehrere Male vor und zurück, die Füße bleiben auf dem Boden. Die Bewegung entsteht im Hüftgelenk. Wiederholung mit umgekehrter Beinstellung.

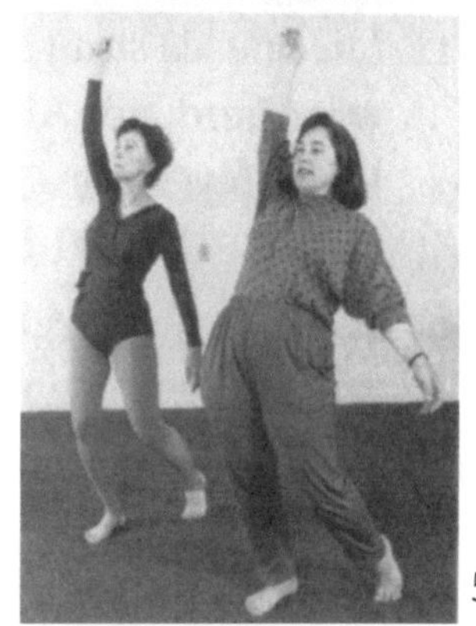

5.

6. Heben Sie das rechte Bein gestreckt nach vorne und kommen Sie zurück zur Mitte. Heben Sie das linke Bein gestreckt nach hinten und kommen Sie zurück zur Mitte. Dann links vor und rechts

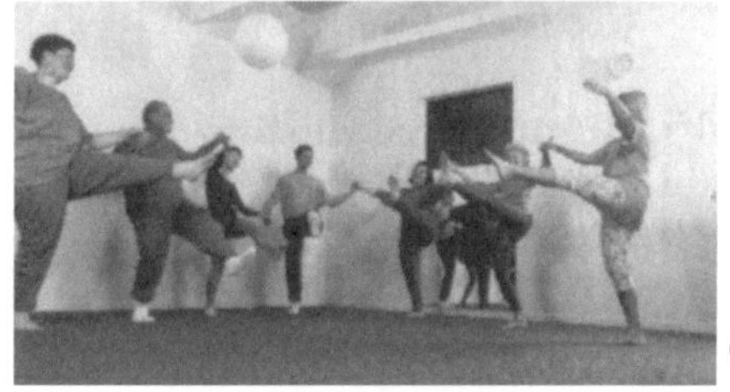

6.

zurück. Wiederholen Sie das einige Male. Vergrößern Sie jetzt den Schwung und lehnen Sie den Oberkörper vor und zurück. Sie schaukeln mehrmals wie eine Wippe über dem Hüftgelenk.

7. Drehen Sie den rechten Fuß zur Seite und zurück zur Mitte, dann dasselbe mit dem linken Fuß. Mehrmals wiederholen, dann doppelt so schnell.

8. Stellen Sie den rechten Fuß zur Seite und drehen Sie das ganze Bein auf dem Fußballen nach innen und zurück zur Mitte. Dasselbe mit dem linken Bein. Mehrmals wiederholen, dann doppelt so schnell.

9. Heben Sie das rechte Knie hoch und senken Sie es, dann das linke Knie. Mehrmals wiederholen, dann doppelt so schnell.

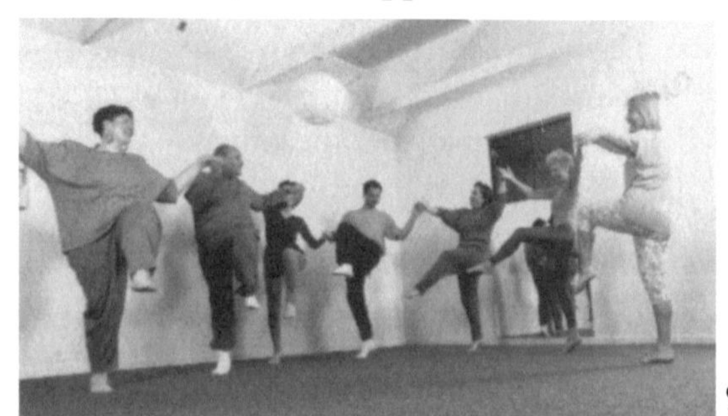

9.

10. Heben Sie das rechte Bein gestreckt nach vorne zur Mitte des Kreises, dann das linke Bein. Einige Male wiederholen.

11. Heben Sie das rechte Bein gestreckt nach hinten, dann das linke Bein. Einige Male wiederholen. DIE BEWEGUNG FINDET NUR IM HÜFTGELENK STATT. DER UNTERE RÜCKEN RUHT DABEI.

12. Lassen Sie die Hände los, beugen Sie sich im Hüftgelenk nach vorne, Knie gebeugt und Hände auf der Mitte der Schenkel. Schütteln und lockern Sie Ihr Gesäß.

13. In derselben Stellung: Beugen Sie abwechselnd ein Knie und strecken es.

14. In derselben Stellung: Bewegen Sie beide Knie von Seite zu Seite, über die Füße abrollend. Die Bewegung ist im Knöchel.

15. Kommen Sie wieder zum Stehen.

16. Halten Sie sich wieder an den Händen. Machen Sie einen Schritt zur Seite und zurück zur Mitte. Wechseln Sie.

17. Ein Schritt vor, das andere Bein vorne kreuzend, ein Schritt zur Seite; ein Schritt zurück das andere Bein hinten kreuzend, ein Schritt zur Seite.

Die Weinranke

Die folgenden Schritte ergeben einen griechischen Kreistanz – die Weinranke.

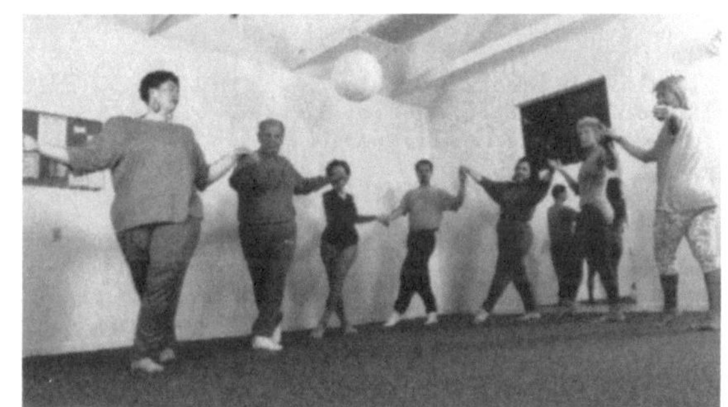
1.

1. Halten Sie sich im Kreis an den Händen um das Gleichgewicht zu halten. Heben Sie das rechte Bein zur Seite und bringen Sie es in einem Halbkreis vor dem anderen Bein auf die linke Seite und kommen im Halbkreis wieder zurück. Wiederholung mit dem linken Bein.

2. Halten Sie sich an den Händen. Heben Sie das rechte Bein zur Seite und bringen Sie es in einem Halbkreis hinter dem anderen Bein auf die linke Seite; bringen Sie das Bein im Halbkreis wieder zurück. Wiederholung mit dem linken Bein.

3. Sie stehen weiterhin im Kreis und halten sich an den Händen. Verbinden Sie die letzten beiden Bewegungen: Schwingen Sie das rechte Bein vorne über das linke und berühren Sie mit den Zehen den Boden und bringen Sie das Bein auf demselben Weg zurück. Weiter mit demselben Bein auf der Rückseite, fast einen Kreis vollendend. Der Fuß berührt den Boden und kehrt dann zur Seite zurück. Wiederholung mit dem linken Bein.

4. Heben Sie das rechte Bein nach vorne, quer über das linke Bein. Das linke Bein macht einen Schritt zur Seite. Bewegen Sie das rechte Bein diagonal nach hinten. Das linke Bein macht einen Schritt zur linken Seite. Heben Sie das rechte Bein wieder nach vorne, quer über das linke Bein. Gehen Sie weiter im Kreis. Wechseln Sie die Richtung: Jetzt tritt das linke Bein quer über das rechte Bein, das rechte Bein geht zur

Seite. Bewegen Sie das linke Bein diagonal rückwärts, das rechte Bein geht zur Seite. Machen Sie einmal in jeder Richtung einen vollständigen Kreis. Variieren Sie das Tempo von langsam bis schnell.

Diese Sequenz verhilft dem Hüftgelenk dazu alle seine Bewegungsmöglichkeiten auszuschöpfen. Die kreisenden Bewegungen der Beine mobilisieren die Muskelverbindungen zwischen den Beinen, dem Beckenboden und den Hüftgelenken. Der untere Rücken und das Kreuz-Darmbein-Gelenk können sich ebenfalls entspannen.

Im Walzerschritt durch den Raum

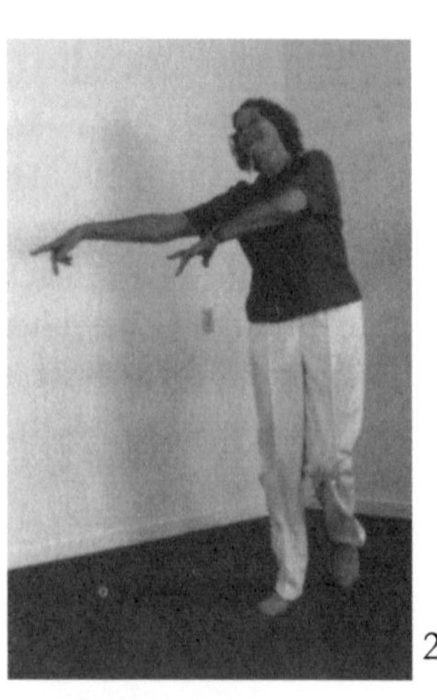

2.

1. Beide Partner gehen Seite an Seite quer über's Parkett, ihre Arme schwingen frei.
2. Machen Sie Walzerschritte (1, 2, 3 - 1, 2, 3) und schwingen Sie die Arme zur selben Seite.
3. Zusätzlich zum Walzerschritt heben Sie nun das Knie auf der entgegengesetzten Seite des schwingenden Armes.
4. Fassen Sie sich an den Händen um das Gleichgewicht zu halten. Schwingen Sie nun

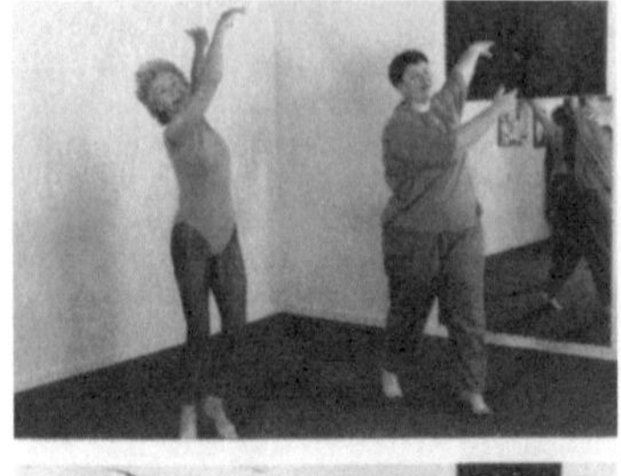

2.

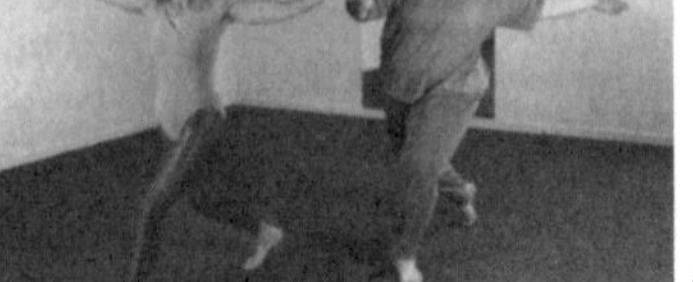

4.

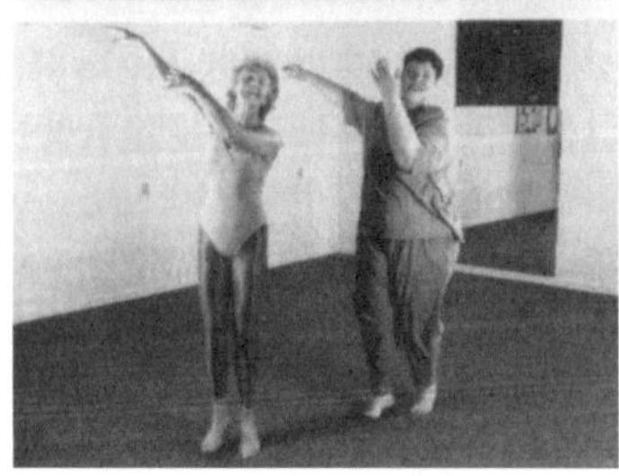

2.

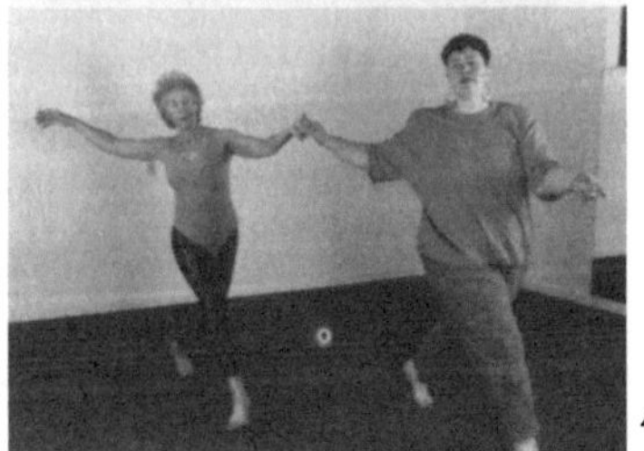

4.

das rechte Bein quer vor den Körper nach links, dann das linke Bein quer vor den Körper nach rechts.

5. Lassen Sie die Hände los. Während sich die Beine im Walzerschritt weiter bewegen, schwingen Sie die Arme in Form einer liegenden Acht.
6. Sie bewegen die Arme weiterhin in Form einer liegenden Acht und heben einen Unterschenkel nach hinten, während Sie mit dem anderen Bein vorwärts gehen.
7. Drehen Sie sich um. Halten Sie die Hand Ihres Partners. Heben Sie Ihr Bein nach hinten und machen Sie einen Walzerschritt rückwärts (heben - Schritt, heben - Schritt).
8. Sie stehen Seite an Seite und halten die Hand Ihres Partners. Schwingen Sie den Arm, den Sie halten, vorwärts und rückwärts und tanzen Sie Walzer quer über's Parkett.
9. Während Sie weiter Walzer tanzen, drehen Sie sich seine Hand haltend von Ihrem Partner weg.
10. Walzer tanzend, drehen Sie sich Ihrem Partner zu, weiterhin seine Hand haltend.
11. Machen Sie weiter! Lassen Sie sich tanzen.

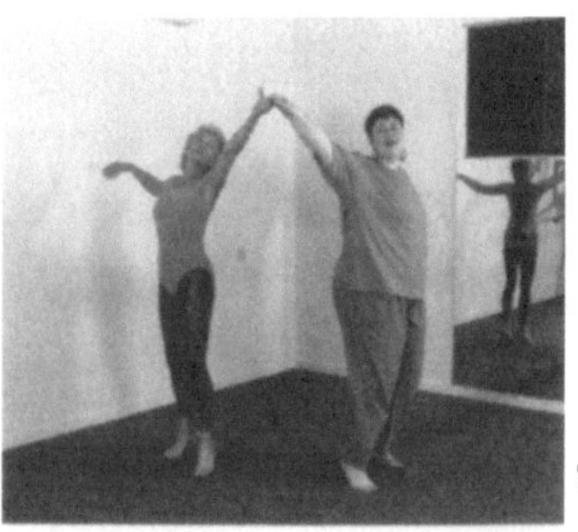

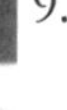

9.

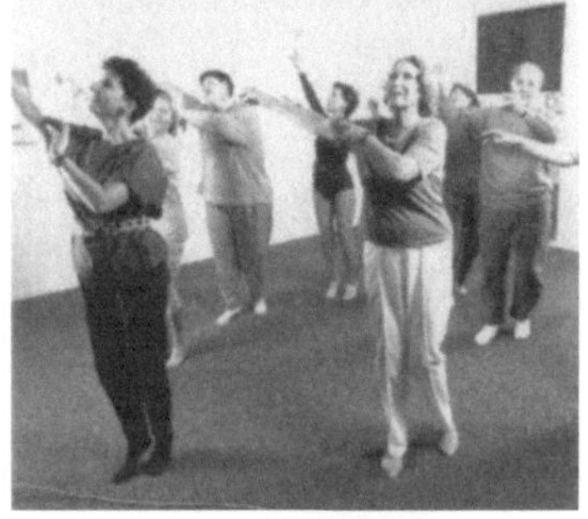

11.

Diese grundlegenden Bewegungen werden in verschiedenen Tempi und Abfolgen spielerisch variiert. Sie sind dazu gedacht, den ganzen Körper zu lockern und Heiterkeit und Freude in der Bewegung zu spüren.

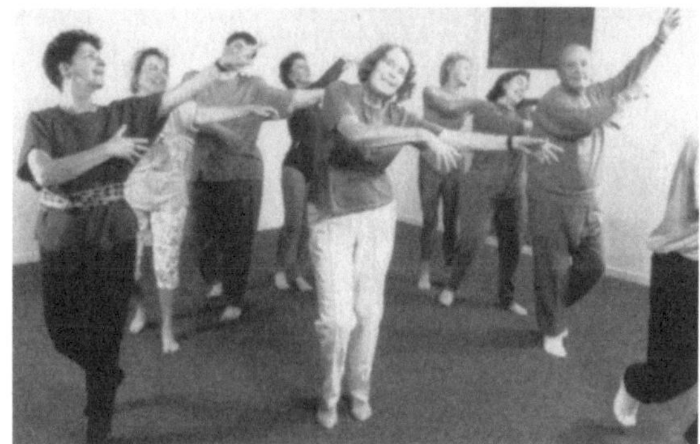

11.

Glossar

Lenden-Darmbein-Muskel	M. iliopsoas
Vorderer Rippenhaltermuskel	M. scalenus anterior
Hinterer Rippenhaltermuskel	M. scalenus posterior
Rautenmuskel	M. rhomboideus
Schulterblattheber-Muskel	M. levator scapulae
Trapezmuskel	M. trapezius
Deltamuskel	M. deltoideus
Zungenbeinmuskel	M. omohyoideus
Breiter Rückenmuskel	M. latissimus dorsi
Großer Brustmuskel	M. pectoralis major
Kleiner Brustmuskel	M. pectoralis minor
Querer Brustmuskel	M. transversus thoracis
Großer runder Muskel des Oberarmes	M. teres major
Kleiner runder Muskel des Oberarmes	M. teres minor
Schräger Bauchmuskeln	M. transversus abdominis
Sägemuskel	M. serratus
Zwischenrippenmuskeln	Mm. intercostales
Rückenstreckermuskel	M. erector spinae
Oberschenkelbindenspanner-Muskel	M. tensor fasciae latae
Gesäßmuskel	M. gluteus
Quadratischer Lendenmuskel	M. quadratus lumborum
Warzenfortsatz	Os mastoideus
Kreuz-Darmbein-Gelenk	Iliosacral-Gelenk
Große Hohlvene	Vena Cava
Brustbein	Sternum

Begriffe:

Deckelmuskel M. omohyoideus und oberer M. trapezius

Marion Rosen nennt diese Muskeln „Deckelmuskeln“ weil sie, wenn sie verspannt sind, wie ein Deckel auf dem Unbewussten liegen.

Traurigkeitsmuskel Mm. scaleni

Marion Rosen nennt diese Muskeln „Traurigkeitsmuskeln“ weil sie dazu dienen, Tränen zu unterdrücken.

Cable car Kabelstraßenbahn in San Franzisko

Informationen

Rosen-Methode Körperarbeit

Deutsches Zentrum, Bühl/Baden

Juliane Maria Knoop, Dipl.Päd., Direktorin

Tel.: 072 23 25 04 60

Fax: 072 23 25 01 81

E-Mail: rosenmethode@gmx.de

Website: www.rosenmethode.de

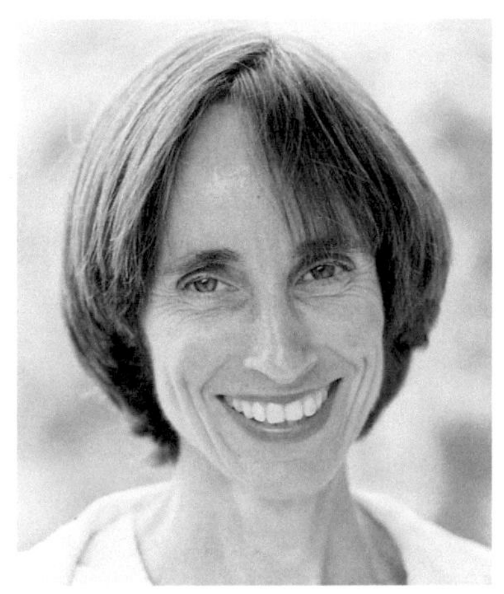